DE

LA THYROÏDECTOMIE PARTIELLE

COMME TRAITEMENT

DU GOITRE PARENCHYMATEUX

PAR

LE D*R* DANIEL AUGIER

MÉDECIN STAGIAIRE AU VAL-DE-GRACE

LYON

IMPRIMERIE PITRAT AINE

Alexandre REY successeur

4, RUE GENTIL, 4

1892

DE

LA THYROÏDECTOMIE PARTIELLE

COMME TRAITEMENT DU GOITRE PARENCHYMATEUX

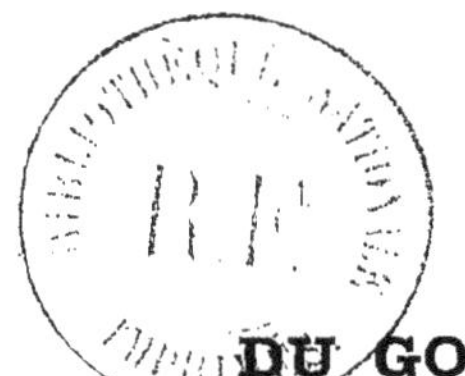

DE

LA THYROÏDECTOMIE PARTIELLE

COMME TRAITEMENT

DU GOITRE PARENCHYMATEUX

PAR

LE Dʀ DANIEL AUGIER

MÉDECIN STAGIAIRE AU VAL-DE-GRACE

LYON

IMPRIMERIE PITRAT AINÉ

Alexandre **REY** Successeur

4, RUE GENTIL, 4

1892

Arrivé au terme de notre scolarité, mais non pas de nos
études médicales, nous voulons, avant toute entrée en
matière, témoigner notre vive et sincère gratitude aux
maîtres qui ont guidé nos premiers pas dans la carrière.
C'est après bien des pérégrinations que nous avons pu
enfin l'aborder ; et, aujourd'hui, puisque nous allons con-
quérir notre droit de cité, grâce à la bienveillance de nos
juges, qu'il nous soit permis de leur en exprimer publi-
quement toute notre reconnaissance.

C'est à M. le professeur Poncet que nous devons l'idée
première de notre travail. Nous n'oublierons pas avec
quelle bienveillance ce maître nous a toujours accueilli,
n'épargnant ni son temps, ni sa peine, pour nous permettre
de mener à bien notre tâche. Ses leçons à la Clinique chirurgicale de la Faculté de Lyon ne s'effaceront pas de
notre mémoire, et nous serons toujours fier de pouvoir
nous dire son élève. Nous sentons vivement tout l'honneur
qu'il nous fait en acceptant la présidence de notre thèse,

et le prions d'accepter l'hommage d'un travail dont il doit revendiquer la meilleure part.

Que M. le professeur Teissier reçoive aussi nos sincères et affectueux remerciements pour la sympathie qu'il n'a cessé de nous témoigner pendant que nous avons été son élève; nous lui en serons toujours profondément reconnaissant.

Remercions aussi MM. les professeurs-agrégés Pollosson, Jaboulay et Rochet, qui nous ont aidé de leurs conseils et se sont intéressés à notre travail.

Que nos chefs de l'École du Service de santé militaire nous permettent, au moment où nous allons les quitter, de les remercier de la bienveillance qu'ils ont toujours montrée à notre égard.

Remercions enfin M. le Dr Lacroix et M. Rivière, interne des hôpitaux de Lyon, qui nous ont gracieusement abandonné, le premier, le résultat de ses recherches histologiques, le second, ses observations.

INTRODUCTION

Pendant que nous suivions le service de M. le professeur Poncet, nous avons vu plusieurs fois des malades atteints de goitre, réclamer une intervention chirurgicale.

Dans tous ces cas, il s'agissait de goitreux atteints de troubles fonctionnels plus ou moins graves : gêne plus ou moins grande de la respiration, menace d'asphyxie, dysphagie, etc., et chez lesquels un traitement médical, institué auparavant, n'avait donné aucun résultat.

L'intervention chirurgicale était, chez quelques-uns, urgente ; chez tous, absolument nécessaire.

Que fallait-il faire ?

Aujourd'hui, le traitement chirurgical du goitre apparaît sous un tout autre jour qu'il y a quelques années seulement.

Avant, en effet, l'ère antiseptique, les moyens proposés pour lutter contre les accidents observés si communément dans certaines variétés de goitres, dont la forme la plus redoutable était le goitre suffocant, ne laissaient pas, de par leur multiplicité, d'embarrasser le chirurgien. Malheureusement, en cette occasion, richesse était synonyme de pauvreté, et nous n'avons nulle bonne raison pour envisager le traitement du goitre pendant la longue période préantiseptique. Suivant les cas, tout réussissait, tout échouait; mais les moyens employés étaient, la plupart du temps, dangereux, et, le plus souvent aussi, d'une efficacité douteuse.

Aujourd'hui, grâce aux progrès considérables réalisés dans le traitement des plaies, grâce aux perfectionnements de la technique opératoire, le traitement du goitre compliqué est devenu des plus simples. Tout au moins est-ce là l'impression que nous avons emportée des leçons et de la pratique de M. Poncet, dans le service duquel nous avons recueilli les éléments de notre travail.

C'est après avoir vu opérer un grand nombre de goitres, après avoir vu les suites immédiates de ces opérations, et, d'autre part, recueilli les résultats définitifs que nous avons abordé cette étude.

Le goitre compliqué, autrement dit le goitre qui ne choque point seulement l'esthétique, mais qui, soit localement, soit à distance, détermine des troubles graves, ce goitre n'est réellement justiciable que de deux espèces d'opérations.

Grâce aux recherches de Socin, de Kocher, de Billroth, de Wœlfler, de Reverdin, de Roux, de Poncet, etc., pour ne parler que des chirurgiens qui ont pratiqué le plus grand nombre d'énucléations et d'ablations de goitres, on sait aujourd'hui que la chirurgie dispose de deux ordres d'opérations parfaitement réglées, dans le traitement curatif du goitre. Nous voulons parler de la strumectomie ou énucléation intraglandulaire des parties malades, opération proposée et généralisée par

le professeur Socin de Bâle, et de la thyroïdectomie partielle, ou ablation plus ou moins étendue de la thyroïde
malade.

Nous ne parlerons pas de la thyroïdectomie totale, par
la raison très simple, que cette opération n'est pas nécessaire, et qu'elle a contre elle les complications éloignées,
bien connues aujourd'hui sous le nom de myxœdème, de
cachexie strumiprive.

Dans l'intéressante thèse de notre camarade, Fontaine
de Prelle, se trouvent relatées vingt-quatre observations
inédites de strumectomie, pratiquées par M. Poncet. Ce
chirurgien a eu depuis lors l'occasion de pratiquer des
opérations semblables mais ainsi que le faisait remarquer
M. Fontaine de Prelle, l'énucléation intraglandulaire ne
saurait être applicable à tous les cas. Il est certaines
formes, dites thyroïdites chroniques, où l'hypertrophie
paraît porter sur tous les éléments de la glande, et, dans
ces cas, on ne peut employer l'énucléation, qui est absolument impossible ; il faut recourir à l'extirpation d'une
portion plus ou moins volumineuse de la glande malade.
La thyroïdectomie partielle est la seule opération applicable.

A l'Hôtel-Dieu de Lyon, si nous en jugeons par ce
que nous avons vu, et par les statistiques de M. Poncet,
une fois sur quatre, au moins, on se trouve en présence
d'une thyroïdite parenchymateuse, sans trace d'encap-
sulement d'aucune sorte du tissu pathologique et l'on ne
peut songer à la strumectomie. Ces cas très nets relèvent
d'une amputation partielle de la glande ; ce sont eux que
nous avons exclusivement en vue dans notre thèse.

L'histoire de la thyroïdectomie, comme opération

réglée, et entrée dans la pratique chirurgicale, est de date relativement récente. A Lyon, depuis la thèse de Boyer[1], nous ne connaissons aucun travail d'ensemble sur ce sujet, et dans la littérature chirurgicale française, si nous laissons de côté quelques cas publiés, soit dans des revues périodiques, soit dans des thèses de la Faculté de Paris, entre autres la thèse de Chrétien (1888), où il est plus particulièrement question du traitement du goitre en général, nous trouvons fort peu d'observations à utiliser.

Il n'en est pas de même dans la littérature étrangère. Les observations de thyroïdectomie vraie, tout en étant beaucoup moins fréquentes que les strumectomies, s'y rencontrent en assez grand nombre. La distinction entre les deux ordres d'opérations n'y est pas toujours faite : sous le nom de thyroïdectomie, on comprend parfois l'une et l'autre ; mais en lisant le manuel opératoire suivi, on voit qu'il s'agit bien, dans certains cas, d'une ablation partielle de la glande.

Dans un premier chapitre, nous jetons du reste un coup d'œil rapide sur l'historique de la thyroïdectomie, nous indiquons à grands traits par quelles phases a passé cette opération, qui répond seule à certaines variétés de goitre.

Notre deuxième chapitre est consacré à l'anatomie pathologique de ce que nous pourrions appeler le goitre chirurgical, laissant ainsi de côté les différentes formes de cancer de la thyroïde, pour lesquelles une intervention sanglante est, d'après M. Poncet, contre-indiquée.

---

[1] Boyer, *Etude sur la thyroïdectomie*, Lyon, 1884.

Après avoir montré que, d'une conception nette des altérations anatomo-pathologiques de la glande, découlent les deux grandes méthodes opératoires, la strumectomie et la thyroïdectomie, nous étudions exclusivement les altérations thyroïdiennes donnant lieu à cette variété de goître parenchymateux, qui exige l'amputation partielle de la glande. Enfin, en terminant ce chapitre, nous abordons la question du diagnostic.

Dans un troisième chapitre, nous décrivons le manuel opératoire, les indications de la trachéotomie et le pansement.

Dans un quatrième chapitre, nous rapportons quinze observations inédites, ayant trait à des malades opérés par M. Poncet durant une période de quatre ans.

Enfin, dans un cinquième et dernier chapitre, nous envisageons les résultats immédiats et éloignés de la thyroïdectomie partielle.

Deux planches complètent notre travail : dans l'une se trouvent les dessins, avant et après l'opération, de l'une des observations les plus remarquables de M. Poncet. Dans ce cas, le lobe droit et une partie du lobe médian enlevés pesaient 500 grammes, et le lobe gauche hypertrophié d'une façon égale diminua rapidement de volume après l'opération.

L'autre planche représente une longue canule à trachéotomie, faite, suivant les indications de M. Poncet, pour calibrer, après la thyroïdectomie, la trachée aplatie, déformée, et surtout pour descendre au-dessous du rétrécissement, qui peut être très étendu, et occuper parfois, dans des goîtres très plongeants, la partie inférieure de la trachée, au voisinage des bronches.

DE

LA THYROÏDECTOMIE PARTIELLE

COMME TRAITEMENT DU GOITRE PARENCHYMATEUX

CHAPITRE PREMIER

Historique.

Définition. — Sous le nom de thyroïdectomie, nous entendons l'amputation d'une partie de la glande thyroïde, alors que le tissu à enlever est complètement isolé des parties voisines par l'opération, et qu'il est nécessaire de pratiquer la ligature des artères thyroïdiennes.

Cette définition un peu longue était nécessaire pour séparer nettement la thyroïdectomie des énucléations, des extirpations intra-thyroïdiennes, étant donné surtout que l'expression de thyroïdectomie a pu être encore récemment employée pour désigner toute opération sanglante sur la glande thyroïde, dans laquelle on enlevait le tissu pathologique, en partie ou en totalité.

Ainsi, à côté des tumeurs charnues ou liquides enkystées, qui sont justiciables de l'énucléation, il y a d'autres variétés de goitres, dont nous avons vu plusieurs exemples chez M. Poncet, qui donnent lieu à ce que l'on peut appeler l'extirpation intra-capsulaire. Il s'agit, en pareils cas, de goitres constitués le plus souvent par des masses charnues, entremêlées parfois de kystes, et dont la caractéristique, au point de vue opératoire, est d'avoir acquis une certaine indépendance vis-à-vis du tissu thyroïdien ambiant et de la capsule. Le diagnostic ne saurait en être fait qu'après l'incision du tissu thyroïdien : on trouve alors une masse, charnue à la vérité, mais molle, friable, et, dans tous les cas, d'une consistance bien différente des vrais goitres parenchymateux, dont nous nous occupons, et qui ne sauraient être fragmentés. Pour l'ablation de ces tumeurs, il n'est pas besoin de lier les artères thyroïdiennes, et, à ce titre encore, ainsi que l'indique nettement notre définition, nous n'avons point à nous en occuper.

Ceci dit, voyons par quelles phases successives a passé la thyroïdectomie.

« Vouloir extirper un goitre, disait Wichmann, en 1794, c'est, en bon allemand, couper littéralement la gorge à son patient. »

L'ostracisme dont on frappait ainsi la thyroïdectomie à cette époque était justifié par les désastres opératoires que les chirurgiens du XVIIIe siècle et leurs devanciers avaient eu à enregistrer.

Nous nous faisons facilement une idée des dangers qui menaçaient alors les opérés : les moyens d'hémostase étaient loin d'être aussi perfectionnés qu'ils le sont maintenant, et, l'infection venant à la rescousse, les hémorragies, tant secondaires que primitives, devaient entrer pour une bonne part dans les causes d'insuccès et de mortalité. N'oublions pas non plus que les chirurgiens pratiquaient alors la thyroïdectomie totale, qui, comme on l'a démontré depuis, si elle réussit en tant qu'opération, n'en entraîne pas moins, à sa suite, de terribles accidents de cachexie.

Enfin, l'absence d'agents anesthésiques devait aussi contribuer, dans une large mesure, à faire considérer l'ablation d'un goitre, bien plus comme un égorgement que comme une opération curative, et ceux qui la pratiquaient, devaient certainement être pourvus d'une audace opératoire peu commune.

Pendant toute la première moitié du xixᵉ siècle, la thyroïdectomie ne fut pratiquée en France qu'à de bien rares intervalles et après bien des hésitations de la part des opérateurs. Les cas malheureux de Desault, Dupuytren, Nélaton et Roux l'emportèrent dans la balance sur les succès de Voisin de Limoges et de Sédillot, et l'opération fut définitivement reléguée dans le domaine des témérités coupables, à partir de 1851.

Pourtant nos voisins d'outre-Rhin et d'outre-Manche étaient moins exclusifs, ou plutôt moins prudents que nous, et ils n'avaient pas toujours à s'en plaindre. Hamilton, en Angleterre, Schuh, en Allemagne, Billroth en Suisse, extirpaient encore des goitres, soit avec le bistouri, soit avec l'anse galvanique, soit avec le trocart, dont Billroth se servait pour broyer la tumeur, et ils avaient des succès.

Il est vrai de dire, que, vers, 1860, certains progrès dans le pansement des plaies furent réalisés à l'étranger, et c'est là certainement une des causes principales des succès obtenus à cette époque. Aussi, en 1871, un chirurgien suisse, Brière d'Yverdon, se crut-il autorisé à entreprendre « la réhabilitation de la thyroïdectomie » et il fut secondé dans cette tâche par Michel de Nancy.

Alors s'ouvre pour la thyroïdectomie une ère de conquêtes, avec Kocher de Berne, Billroth, Reverdin, Socin, Czerny, Wœlfler, pour ne citer que les principaux, durant laquelle en Suisse et en Allemagne, surtout, les goitres sont extirpés *larga manu*. Ce bel enthousiasme s'éteignit comme un feu de paille, lorsqu'en 1882 J.-L. Reverdin vint appeler l'attention, à la Société de Médecine de Genève, dans la séance du 13 septembre, sur les accidents, qui, après l'extirpation totale du goitre, s'abattaient sur l'opéré, et dont l'ensemble constitue ce que Kocher appela plus tard, en avril 1883, au congrès des chirurgiens allemands, la cachexie strumiprive ; ce que nous appellerons, avec Reverdin, pour des raisons d'harmonie, le myxœdème opératoire.

Ce fut alors une belle occasion pour les chirurgiens français de se féliciter de leur sage réserve ; s'étant moins aventurés que leurs voisins, ils n'eurent pas, comme eux, « à rengainer leur bistouri », suivant l'heureuse expression de Richelot [1].

A partir de cette époque, la crainte du myxœdème fut pour les chirurgiens le commencement de la sagesse. Les deux Reverdin, en 1883, appelèrent l'attention sur un procédé que Luigi Porta, à Milan, en 1849, avait employé : nous voulons parler de l'énucléation intraglandulaire de tumeurs kystiques ou nodulaires, enfermées au milieu du tissu thyroïdien normal. Mais ces deux chirurgiens pensaient alors que les cas où ce procédé était

---

[1] *Bull. Soc. Chir.*, t. X, p. 784, 1884.

applicable, étaient exceptionnels, et c'est surtout à Socin, de Bâle, que revient l'honneur d'avoir montré la supériorité de cette opération et la fréquence de ses indications.

Nous n'entreprendrons pas ici de faire le panégyrique de l'énucléation, puisque nous avons pour but de montrer qu'elle n'est pas toujours possible. Nous voulons surtout bien mettre en évidence les efforts faits par les chirurgiens pour éviter le myxœdème. Toutes les opérations qui furent alors proposées, aussi bien l'énucléation que les ablations partielles ou l'évidement, avaient pour but de laisser en place une portion du tissu thyroïdien. On avait vu, en effet, que les accidents de cachexie ne se montraient pas, justement chez ceux auxquels on avait laissé, volontairement ou par mégarde, une parcelle de la glande thyroïde. La constatation de ces faits entraînait tout naturellement la conclusion pratique.

Reverdin disait alors : « Nous ne voudrions pratiquer l'extirpation totale que forcés et contraints. Toutes les fois que cela sera possible, nous ferons l'extirpation partielle ou l'énucléation. »

Billroth considérait également, à cette époque, la thyroïdectomie partielle comme une opération de choix, non pas qu'il s'en tînt exclusivement à ce procédé ; il pratiquait aussi des énucléations, et en outre, dans certains cas de kystes thyroïdiens, après avoir incisé la paroi de ces kystes, il suturait aux bords de la plaie cutanée les lèvres de cette incision, étalant pour ainsi dire le fond de la poche kystique, sur lequel s'appliquaient les pièces du pansement.

Mikulicz, pour éviter les nerfs récurrents, laissait, après

avoir enlevé la plus grande partie de la glande, deux noyaux de tissu thyroïdien au niveau des artères thyroïdiennes inférieures, qu'il n'était pas, par suite, obligé de lier.

C'est alors que Socin de Bâle, en 1883, éleva à la hauteur d'une méthode l'énucléation intraglandulaire, dont l'éclat éclipsa pendant longtemps toutes les autres opérations curatives du goitre. Comme nous l'avons déjà fait remarquer, il y avait pour cela d'excellentes raisons.

Néanmoins, quelque fréquentes que soient les indications de la strumectomie, cette opération ne saurait s'appliquer à tous les cas. Reverdin lui-même, qui, après avoir considéré l'énucléation comme rarement possible (1883), en est maintenant un chaud partisan, reconnaît dans son traité sur l'*Énucléation dans le traitement du goitre*, 1892, qu'elle doit quelquefois céder le pas à la thyroïdectomie.

Tel est aussi l'avis de M. Poncet, et c'est encore, comme nous l'avons indiqué dans notre introduction, la thyroïdectomie partielle qui reste l'opération de choix dans les goitres parenchymateux dont nous nous occupons.

CHAPITRE II

Anatomie pathologique et diagnostic

Nous appelons goitre parenchymateux, le goitre dans lequel il paraît s'agir macroscopiquement d'une hyperplasie en masse du tissu thyroïdien, hyperplasie entraînant une hypertrophie diffuse de l'organe, qui, à quelque chose près, conserve les caractères de la glande. Extérieurement, le goitre paraît être une hyperthrophie simple de la thyroïde, mais, à la coupe, il se présente, d'après nos observations, sous deux aspects principaux. Dans une première forme (obs. IX), la section donne une surface plane, lisse, non granuleuse, de coloration rouge brun ; le tissu qui est dense, très feutré, ressemble assez bien, comme consistance et densité, au tissu hépatique. La tumeur est lourde, d'un poids bien supérieur au parenchyme thyroïdien normal ; nulle part on n'aperçoit de kystes, de tumeurs isolées, nous dirions volontiers de néoformations glandulaires. Ce tissu se laisse difficilement pénétrer avec le doigt ; le saisit-on à pleines mains, on le fragmente avec peine, sa cassure est celle d'un bloc résistant.

Dans une autre série de faits, l'aspect de la couche extérieure restant le même, la thyroïde présente à la coupe une coloration rose grisâtre, d'aspect réfringent ; sa consistance est moindre que dans la forme précédente : ici, encore, on n'aperçoit pas de kystes, mais, à première vue, il semble que les éléments glandulaires soient en voie de prolifération active et qu'ils entraînent la distension des culs-de-sac. La tumeur est relativement friable, et lorsqu'on la presse entre les doigts, il s'en échappe une sorte de substance muqueuse, colloïde, que l'on ne trouve pas dans la première variété de goitre parenchymateux.

Au point de vue clinique, l'hypertrophie thyroïdienne, nécessitant la thyroïdectomie, donne naissance à deux grandes variétés apparentes de goitre : la forme *scléro-parenchymateuse* et la forme *adéno-parenchymateuse*. Nous parlons ici de cas typiques ; mais, on comprend très bien, que, suivant la marche du goitre, suivant son ancienneté, on puisse y rencontrer des lésions d'aspect different, des kystes à contenu divers, etc. Il importe peu, du reste, que l'hypertrophie présente telle ou telle particularité accessoire : un fait capital domine, au point de vue chirurgical, ce processus néoplasique, c'est l'absence de tumeurs énucléables. Quant à la vascularité du tissu pathologique, elle n'est pas très grande ; elle est même, comme nous le verrons en parlant de la thyroïdectomie, bien inférieure à ce que l'on pourrait supposer. Les grosses veines, qui fournissent du sang en abondance, sont périphériques : elles enveloppent le goitre, elles cheminent dans sa capsule, et, en dehors des vaisseaux thyroïdiens normaux, ce sont elles qui constituent le principal danger d'hémorragie.

L'hypertrophie peut être considérable ; si l'un des lobes enlevés a, le plus souvent, un poids moyen de 60 à 100 grammes ou au delà, ce poids peut être bien supérieur comme en témoigne notre observation IX, où le lobe latéral droit, enlevé par M. Poncet, pesait seul 500 grammes. La principale raison, très probablement, pour laquelle le goitre parenchymateux n'atteint pas, habituellement, un volume aussi considérable que les goitres kystiques, nous paraît être l'apparition plus rapide des troubles fonctionnels, qui engagent le malade à réclamer plus tôt une opération. Il s'agit bien là, en effet, du véritable goitre constricteur, qui, par un double mécanisme, soit qu'il étreigne la trachée comme un anneau, soit encore qu'il plonge au-dessous de la ceinture osseuse (goitre plongeant), doit entraîner rapidement des troubles de la respiration. On est, du reste, toujours étonné de la profondeur à laquelle pénètrent les hypertrophies thyroïdiennes, qu'à l'examen clinique on pouvait supposer relativement superficielles.

M. Poncet a vu, plusieurs fois, un lobe seulement, ou les deux lobes, s'avancer dans le médiastin antérieur, et certainement comprimer ou refouler la trachée bien au-dessous de la fourchette sternale.

Voici maintenant la description de l'aspect microscopique qui caractérise le goitre parenchymateux vrai.

A un faible grossissement, on voit immédiatement que ce goitre est dû à l'hypertrophie du parenchyme glandulaire, le tissu conjonctif interstitiel ne prenant, pour ainsi dire, pas part à sa formation. Dans toute l'étendue de la tumeur, quel que soit le point examiné (les coupes que nous avons examinées ont été multipliées en des points nombreux et

dans des directions très différentes), on constate l'exis-
tence d'un réseau formé par des tubes glandulaires anas-
tomosés plus ou moins régulièrement entre eux, mais
rappelant, en plus d'un point, l'aspect d'une glande
rameuse. Sur le trajet de ces tubes, on aperçoit une
multitude de petites figures circulaires, plus ou moins
rapprochées, et leur donnant un aspect moniliforme. Ces
figures, ou plutôt ces grains, présentent à leur centre une
masse qui prend une teinte rose sous l'action de l'éosine
hématoxylique, et jaune orangé sous l'action du picro-
carmin. Nulle part on ne trouve de masses, semblables à
ces grains, atteignant un gros volume et rappelant les
loges muqueuses ordinaires du corps thyroïde normal et
adulte, ou les loges des goitres colloïdes communs.

Le tissu conjonctif interstitiel, peu abondant, renferme
par places un certain nombre de globules blancs, mais
sans que ceux-ci forment des nappes bien délimitées,
occupant principalement le pourtour des vaisseaux san-
guins. En certains points, ce tissu conjonctif forme des
cloisons plus volumineuses, déterminant une légère lobu-
lation, mais ne délimitant pas de masses nettement isola-
bles.

A un plus fort grossissement, on se rend exactement
compte du mode de formation du goitre. On voit que les
tubes glandulaires dont nous avons parlé, tapissés par un
épithélium cubique, sont interrompus dans leur parcours
par la formation de globes colloïdes de très petites dimensions, qui refoulent à leur pourtour l'épithélium du tube.
En certains points, la continuité de la lumière du tube
n'est pas complètement interrompue; en d'autres, au
contraire, l'épithélium des deux parois s'est recourbé

autour du globe colloïde, s'est soudé à son congénère et a formé une véritable petite cavité close. On peut suivre toutes ces séries de transformations sur une même portion du tube glandulaire.

Ce fait est des plus intéressants, car il nous donne la clef du développement du corps thyroïde : le goitre parenchymateux peut être considéré comme une glande thyroïde en voie de développement et fixée dans son stade fœtal.

Dans le stroma interstitiel, on voit de nombreux capillaires, qui enlacent les différents tubes, sans cependant présenter de dilatations bien considérables, qui puissent donner un caractère particulier à la tumeur.

Nous voyons qu'il y a là une différence bien tranchée avec les goitres kystiques ou nodulaires, justiciables de l'énucléation, sinon au point de vue histogénique, du moins au point de vue pratique.

Pour ce qui est de l'histogenèse, en effet, deux opinions ont actuellement cours :

1° Celle de Virchow, qui assigne comme origine à toutes les variétés de goitres la cellule glandulaire elle-même, dont la prolifération excessive constitue le processus essentiel de développement du goitre; à ce processus peuvent s'associer d'ailleurs une sclérose du stroma interstitiel, une hypertrophie et une augmentation du nombre des vaisseaux, ou encore une sécrétion exagérée de substance colloïde, de façon à produire, soit un goitre fibreux, soit un goitre vasculaire, soit un goitre colloïde.

2° A côté de cette opinion, se place celle de Wœlfler, plus récente, et d'après laquelle il y aurait dans le tissu conjonctif interstitiel des cellules glandulaires à l'état embryonnaire. Ces cellules, par leur prolifération, et par leur évolution vers l'état adulte, donneraient naissance au goitre.

Cette dernière hypothèse est très explicative tout au moins pour les goitres énucléables : peut-être celle de Wirchow nous rend-elle mieux compte de la formation du goitre parenchymateux.

Nous pensons que les quelques considérations auxquelles nous nous sommes livré, au point de vue anatomo-pathologique, permettront de faire mieux saisir nos idées sur le diagnostic : aussi abordons-nous immédiatement cette question.

Le diagnostic du goitre parenchymateux ne pourra, le plus souvent, être établi. On supposera ce goitre lorsque la thyroïde est plus ou moins uniformément développée, lorsqu'on ne constate pas de nodosités, de bosselures disséminées ; enfin, lorsque la tuméfaction offre une consistance dure, élastique, générale à toute la masse.

Ces signes n'ont qu'une valeur relative ; ce sont des signes de présomption. Comme nous le faisait remarquer M. Poncet, même après l'incision des parties molles, arrivé sur le tissu thyroïdien, on ne peut encore, le plus souvent, savoir à quelle variété de goitre on a affaire. Ce n'est qu'après une incision exploratrice, en plein tissu thyroïdien, que l'on peut être seulement fixé sur la nature du goitre, et sur l'opération que l'on doit pratiquer. Nous ne chercherons donc pas à établir, entre le goitre parenchymateux et le goitre kystique, un diagnostic différentiel qui ne repose que sur des à peu près, et alors, du reste, dans un cas comme dans l'autre, que l'indication opératoire reste la même. Le chirurgien ne pourra définitive-

ment savoir s'il pratiquera la strumectomie ou la thyroïdectomie, qu'après les premiers temps de son opération,
et lorsqu'il aura de propos délibéré, pénétré dans le tissu
thyroïdien.

CHAPITRE III

Indications et contre-indications.
Manuel opératoire. — Trachéotomie.

Les indications de la thyroïdectomie découlent de la structure même du goitre. Comme dans toute tumeur de la thyroïde, l'indication opératoire est subordonnée aux troubles fonctionnels, aux accidents plus ou moins graves provoqués par le goitre. Il nous semble, qu'en dehors de ces cas, l'opération doit être très rarement indiquée, et beaucoup moins facilement accordée aux malades qui la réclameraient dans un but esthétique. Si actuellement, la plupart des chirurgiens qui ont opéré un grand nombre de goitres, trouvent volontiers l'indication d'une opération sanglante dans la question d'esthétique, il faut cependant ne pas confondre, comme cela paraît avoir été fait souvent, la strumectomie et la thyroïdectomie.

Lorsqu'il s'agit de la première de ces opérations, M. Poncet est nettement partisan de l'énucléation intra-glandulaire pour raison plastique ; il l'a pratiquée plusieurs fois, dans ce but, chez des jeunes femmes, et chez des jeunes filles. Cette manière de faire est justifiée par l'innocuité, à coup sûr, plus grande de la strumectomie, que de la thyroïdectomie. Nous n'avons point ici à mettre en parallèle ces deux ordres d'opérations, qui s'adressent, comme nous l'avons maintes fois répété, à des formes différentes de goitres. Mais il est incontestable que la thyroïdectomie expose davantage à des hémorragies immédiates, que son manuel opératoire, tout en étant parfaitement réglé, ouvre la porte à plus d'imprévu que l'énucléation intra-glandulaire. Pour ces diverses raisons, nous ne pouvons pas mettre sur le même pied de simplicité ces deux opérations, et nous faisons les plus grandes réserves relativement aux indications plastiques de la thyroïdectomie partielle, en dehors des cas où l'hypertrophie est limitée au lobe médian, et où l'on ne se trouve pas dans l'obligation d'extirper un des lobes latéraux.

Il faut remarquer, en outre, que, dans le goitre parenchymateux, l'hypertrophie porte d'une façon à peu près égale sur toute la thyroïde : le cou n'est donc pas déformé comme dans les goitres à kystes charnus ou solides, donnant lieu à des bosselures plus ou moins volumineuses. Dans la première variété de goitre, le cou est amplifié ; dans la seconde, il est réellement déformé.

Nous n'avons pas vu, du reste, de malades entrer à l'Hôtel-Dieu et subir la thyroïdectomie, sans présenter quelques-unes des complications du goitre constricteur.

A côté de ces indications locales, doivent aujourd'hui prendre place d'autres indications se rattachant à l'ensemble des symptômes connus sons le nom de goitre exophtalmique ou de maladie de Basedow.

Ici, l'expérience nous manque pour affirmer les bienfaits de la thyroïdectomie. Nous croyons cependant, d'après les faits qui ont été publiés dans le *Bulletin médical*[1] que l'ablation partielle de la thyroïde doit, dans certains cas de goitre exophtalmique, enrayer la marche de cette affection. Nous rapportons d'ailleurs une observation (XV) dans laquelle M. Poncet a pratiqué l'extirpation du lobe latéral droit et de la moitié du lobe médian chez un malade qui présentait la plupart des symptômes de la maladie de Basedow au début. Dès les premiers jours, la plupart de ces symptômes se sont amendés, et l'observation de ce malade nous semble devoir prendre place à côté des cas (Le Flaigue, *loco citato)* dans lesquels la guérison est survenue après l'extirpation du goitre, soit par la thyroïdectomie, soit par la strumectomie. Il est, dès maintenant, infiniment probable (c'est l'opinion de M. Poncet) que dans la maladie de Basedow, lorsque l'affection commence par une tumeur thyroïdienne, l'ablation hâtive de cette tumeur peut guérir le malade et le mettre à l'abri des autres accidents qui caractérisent cette affection.

Les indications de la thyroïdectomie appartiennent donc, en résumé, à ce que nous avons appelé le goitre compliqué.

Quant au manuel opératoire, il est soumis à certaines règles générales et particulières sur lesquelles nous insisterons en décrivant l'opération.

La thyroïdectomie doit être considérée, à juste titre, comme une des plus grosses opérations chirurgicales. C'est elle, à coup sûr, par le siège de la tumeur à enlever et par la vascularité des tissus sur lesquels doit porter l'instrument tranchant, par le voisinage d'organes dont la

---

[1] *Bulletin Médical*, Le Flaigue.

blessure peut être promptement mortelle, c'est elle qui, assurément, exige dans beaucoup de cas le plus d'audace raisonnée, de sang-froid, et aussi de rapidité d'exécution.

Par le fait des progrès accomplis dans la technique opératoire, elle peut être considérée comme une opération courante ; mais, à une condition, entre beaucoup d'autres, ainsi que M. Poncet nous l'a fait maintes fois remarquer, c'est que cette opération, naturellement cavitaire ou profonde, par le fait de la situation de la glande thyroïde et des plans musculaires qui la recouvrent, soit transformée en une opération en surface, à ciel ouvert. Il faut que le chirurgien ait directement sous les yeux et sous les doigts les tissus sur lesquels il opère, et il ne doit faire aucune manœuvre à tâtons, aucune manœuvre aveugle, sachant toujours ce qu'il coupe, et comment il le coupe, sous peine d'hémorragies abondantes, d'une hémostase difficile, et susceptibles d'aggraver considérablement le pronostic. Il faut donc se donner du jour par de larges incisions comprenant non seulement la peau, mais tous les tissus sous-jacents jusqu'à l'organe à enlever.

Voici, du reste, comment nous comprenons le manuel opératoire de la thyroïdectomie que nous avons vu pratiquer plusieurs fois par M. Poncet.

Pour plus de clarté, nous décrirons séparément chacun des temps de l'opération.

1° *Position des aides, du sujet et du chirurgien.* — Le malade est couché dans le décubitus horizontal. Il sera placé, de préférence, sur un lit étroit, sur le lit de Trendelenburg, par exemple, le chirurgien pouvant être, de cette façon, en contact direct avec la région à opérer. Un billot cylindrique en crin, du volume, sensiblement, d'une bouteille, sera placé sous la nuque, pour tendre la région opératoire et mettre en évidence la tumeur thyroïdienne.

Suivant certaines facilités opératoires individuelles, le patient sera dans la position horizontale, ou, au contraire, dans une position déclive, la tête inclinée en bas. Une sangle placée sur la partie moyenne des cuisses assurera la fixité du tronc et des membres inférieurs. La tête et le menton seront relevés en arrière et l'on placera, le plus souvent, sous l'occiput, un petit coussin aplati, pour maintenir la tête et le cou dans une position convenable, sans exercer des tractions sur la colonne vertébrale, qui pourraient être dangereuses si la tête portait à faux.

Le malade sera anesthésié, soit localement avec la cocaïne, comme le conseille Roux, soit avec un anesthésique général, éther ou chloroforme par exemple. L'anesthésie ne paraît pas trouver de contre-indications dans les troubles plus ou moins grands de la respiration déterminés par le goitre. A Lyon, seconde patrie de l'éthérisation, nous n'avons vu employer que l'éther, dont l'usage est, d'une façon générale, considéré par les chirurgiens de l'Hôtel-Dieu, comme beaucoup moins dangereux que celui du chloroforme. Nous ne rejetons pas la cocaïnisation locale, mais nous n'avons, à son endroit, aucune expérience, ne l'ayant pas vu employer.

En dehors des aides nécessaires pour toute opération avec anesthésie, un seul aide est indispensable ; il doit se placer en face du chirurgien, et se tenir prêt à toute éventualité. Il a pour principale fonction d'assécher la plaie avec des tampons aseptiques, et d'assurer l'hémostase immédiate. L'aide qui anesthésie doit en outre maintenir dans une position fixe la tête et le cou.

Le chirurgien se placera à droite ou à gauche, suivant le lobe latéral à enlever.

Il va sans dire que le champ opératoire a été scrupuleusement désinfecté. A son voisinage immédiat, et sur le tronc, sont étalées des serviettes stérilisées, qui assurent plus complètement l'asepsie de ces régions et avec lesquelles les doigts de l'opérateur, les instruments, peuvent être en contact, sans crainte de contamination.

2° *Opération et pansement.* — Avant d'entrer dans l'exposé détaillé de chaque temps de l'opération, essayons de préciser quels doivent être sa forme, son siège et ses dimensions. En principe, la grande incision verticale plus ou moins parallèle à l'axe vertical du cou, doit, d'après M. Poncet, être située sur la partie la plus saillante de la tumeur. C'est dire qu'elle sera située sur la ligne médiane, ou latéralement suivant la direction du sterno-cléido-mastoïdien. Elle doit, dans tous les cas, dépasser la tuméfaction par en haut, et s'étendre en bas, soit jusqu'à la fourchette sternale, soit jusqu'à la clavicule. S'il s'agit de l'ablation du lobe médian seul, l'incision sur la ligne médiane suffit ; mais, si l'on doit enlever, en même temps, un des lobes latéraux, elle affectera la forme d'un T, dont la branche perpendiculaire répondant à la partie moyenne de l'incision verticale sera menée, d'emblée, aussi loin que possible, c'est-à-dire jusqu'au bord interne du sterno-mastoïdien correspondant. Cette forme de l'incision paraît la meilleure dans la grande majorité des cas. Nous n'y attachons du reste qu'une importance secondaire, mais à la condition que les incisions, quelles que soient leur forme et leur dimension, donnent le plus de jour possible.

Premier temps. — Incision de la peau et du tissu cellulaire sous-cutané. L'incision commence immédiatement au-dessous du bord inférieur du cartilage thyroïde ; elle n'cffre d'autre particularité que la section possible de branches de la veine jugulaire antérieure, qui sont immédiatement saisies dans les mors de pinces hémostatiques.

2ᵉ *Temps.* — Recherche de l'interligne musculaire médian ; section des différents muscles sterno-hyoïdien, sterno-thyroïdien, omopla-hyoïdien, plus ou moins étalés à la surface de la tumeur.

Arrivé sur l'interstice musculaire médian, auquel répond directement l'incision cutanée, et que l'on reconnaît, du reste, assez facilement, le chirurgien pénètre avec une sonde cannelée entre le bord des muscles situés de chaque côté. Se servant alors des deux index comme de crochets, il agrandit l'espace inter-musculaire, dégage en partie la portion du thyroïde qu'il doit enlever, puis, glissant l'index de la main gauche, sous la sangle musculaire, s'assurant avec soin qu'il n'a chargé ainsi aucun organe à ménager, il coupe rapidement tous les muscles précipités, jusqu'au bord interne du sterno-mastoïdien, qui doit être ménagé. Il obtient ainsi un jour énorme, lui donnant un accès facile sur tous les points de la tumeur, et en particulier sur les vaisseaux thyroïdiens.

3ᵉ *Temps.* — Section sur la ligne médiane, en plein tissu pathologique, du lobe médian ; dissection de la tumeur, au voisinage immédiat de la trachée ; luxation en dehors du lobe thyroïdien ; ligature des artères et des veines thyroïdiennes.

L'observation a montré à M. Poncet que l'on pouvait, sans crainte d'hémorragie, inciser le lobe médian, sans

ligature préalable, sans application de pinces hémostatiques sur les bords du tissu sectionné. Du sang peut être
fourni en assez grande quantité ; mais il provient des veines
et des vaisseaux qui rampent à la surface de la glande,
et qui peuvent être aisément saisis avec des pinces hémostatiques.

Lorsque cette section a été pratiquée, l'index de la main
droite cherche à séparer le néoplasme des couches cellu-
leuses qui l'entourent, et l'on parvient, sans difficultés, à
subluxer en dehors, soit l'extrémité inférieure plongeante
du lobe thyroïdien, soit son extrémité supérieure. Saisis-
sant alors à pleine main le lobe thyroïdien à enlever, le
pouce placé sur le bord de la thyroïde sectionnée, les
autres doigts dirigés en arrière, en avant des vaisseaux
et des organes à ménager, le chirurgien exerce une
légère traction sur les tissus à enlever. Il met ainsi pro-
gressivement à découvert la face antérieure de la trachée,
puis sa face latérale. Avec la pointe du bistouri, tournée
vers la trachée qu'il cotoie constamment, il peut alors
séparer sans crainte cet organe de la tumeur ; les doigts
placés en arrière lui servent, du reste de guide : ils lui
permettent de mener à bien, et dans un temps relativement court, cette dissection, sinon dangereuse dans de
telles conditions, du moins laborieuse par le fait des adhérences intimes du parenchyme thyroïdien avec les anneaux
de la trachée. La glande est alors complètement mobilisée ; elle n'est plus maintenue que par le bouquet
des artères thyroïdiennes, et on peut compléter son
extirpation, soit en liant ces vaisseaux, soit en les cou-
pant en avant des pinces hémostatiques qui les étrei-
gnent.

4° *Temps.* — Hémostase parfaite ; sutures, drainage, pansement. Des fils de catgut sont appliqués au-dessous de chaque pince hémostatique.

Assez souvent des veines superficielles ont été incomplètement coupées, d'où la possibilité d'une hémorragie. Il importe en pareil cas de transformer cette section en section complète et de lier séparément les deux bouts. On ne procèdera du reste aux sutures qu'après avoir attendu pendant quelques minutes, l'hémostase étant terminée, pour voir si l'hémorragie est complètement arrêtée. Pour ce faire, un tampon de gaz iodoformée est appliqué et maintenu dans le fond de la plaie, pendant quatre à cinq minutes environ, par les doigts d'un aide, qui exerce une très légère compression.

Si la gaze n'est pas imprégnée de sang, si aucun vaisseau n'en fournit dans la plaie, on peut, en toute sécurité, suturer et appliquer le pansement. Les bords des muscles coupés seront très exactement rapprochés, et, comme pour les ligatures, ces sutures perdues seront faites avec des fils de catgut. Jusqu'à l'année dernière, M. Poncet se servait de fils de soie aseptiques ; mais il a vu plusieurs fois ces fils s'infecter plus ou moins, après coup, et entretenir pendant de longs mois des trajets fistuleux. Nous avons vu nous-même chez une malade opérée, il y a un an, et que nous avions fait revenir à l'Hôtel-Dieu pour juger du résultat définitif, une sorte d'écrouelle cutanée répondant à la partie inférieure d'une cicatrice d'un goitre extirpé, et uniquement entretenue par un fil de soie qui était encore retenu dans la profondeur par des bourgeons charnus.

Aujourd'hui, M. Poncet n'emploie plus que le catgut stérilisé, et c'est incontestablement à cette substance qu'il faut avoir recours, si l'on ne veut pas exposer les malades à des accidents du genre de celui que nous venons de rapporter.

La plaie est ensuite saupoudrée d'une très faible quantité d'iodoforme ; l'extrémité de l'index, chargée d'une certaine quantité de poudre, la promène sur toute la surface cruentée, laissant ainsi une couche très fine dont le poids ne dépasse pas 1 à 2 grammes, ce qui n'expose à aucun accident d'intoxication iodoformée, quoique la substance médicamenteuse soit en contact avec des tissus cruentés, doués certainement d'un grand pouvoir absorbant.

Les bords de la peau sont réunis soigneusement par des fils métalliques fins, qui offrent sur le catgut et sur la soie cet avantage de ne pas se gonfler, d'être d'une asepsie plus durable et de laisser le minimum de cicatrice cutanée.

Il sera bon de placer un drain du volume d'une grosse plume d'oie, dans l'angle inférieur de la plaie, où il sera assujetti par un des fils à suture. M. Poncet se sert de préférence des drains d'os décalcifié, dont on n'a pas à s'occuper ultérieurement, et dont la résorption est habituellement complète du huitième au douzième jour.

Quant au pansement, il doit répondre aux conditions ordinaires d'un pansement antiseptique. Des chiffons de gaze iodoformée sont accumulés vers l'angle inférieur de la plaie, là où se produira l'écoulement des liquides ; ils recouvrent la partie supérieure de la poitrine et sont maintenus, avec d'autres compresses de gaze, par quelques tours de bande. Des couches épaisses de ouate aseptique complètent le pansement, qui sera définitivement fixé par

de nombreux tours de bande passant en 8 de chiffre
autour du cou et de la poitrine. Il sera bon d'adjoindre à
ce pansement un chevestre de la tête ; lui seul peut donner
une immobilisation à peu près complète, immobilisation
dont nous n'avons pas à faire valoir les avantages, si l'on
tient compte de la section des muscles, de leur réunion par
des sutures multiples, et sans laquelle l'affrontement des
bords de la plaie risquerait d'être compromis par les mouvements de la tête et du cou.

Cette fixation de la région cervicale n'a pas la même
importance dans la strumectomie ; nous pensons même que
l'on peut s'en passer dans cette dernière opération, et se
contenter d'un pansement simplement occlusif de la plaie.
Mais, dans ces cas, on a passé dans les interstices musculaires, les muscles plus ou moins dilacérés n'ont pas
été coupés complètement : on comprend dès lors qu'une
immobilisation rigoureuse ne soit pas indispensable.

Le premier pansement peut être laissé en place un
temps plus ou moins long. En règle générale, il sera bon
de le renouveler le deuxième ou le troisième jour. Les
pièces de pansement sont, en effet, plus ou moins impré-
gnées de sang, de sérosité sanguinolente, et, en dehors
des dangers d'une infection toujours possible, lorsque les
pièces de pansement superficielles sont souillées, le nouveau pansement constitue un soulagement pour l'opéré.

Souvent, en effet, les tours de bande, quoique appliqués
avec soin, exercent une compression pénible de par
leur siège sur une région qui est soumise à des varia-
tions de volume. En outre, les liquides desséchés à la
surface des pièces de pansement les transforment parfois
en véritables plaques de parchemin, et le renouvelle-

ment du pansement ne peut que diminuer le malaise local de l'opéré. Il faut, du reste, toujours, suivant le conseil de M. Poncet, quelques heures après l'opération, visiter le pansement, interroger le malade sur la compression qu'il peut exercer, sur les malaises locaux éprouvés, et ne pas hésiter à couper avec des ciseaux toutes les bandes gênantes. Il va sans dire que l'on ne touche pas au pansement et qu'on le maintient par de nouveaux tours de bande très modérément serrés, et qui ont d'autant plus de raison d'être bien supportés qu'ils n'ont pas été appliqués chez un sujet souvent encore endormi, ne pouvant rendre compte des sensations qu'il éprouvait.

En terminant ce chapitre, nous devons envisager certains accidents et certaines éventualités dans le cours de l'opération. Faisons remarquer tout d'abord que l'opération, se pratiquant dans des tissus sains, doit être faite à sec. Non seulement M. Poncet proscrit tout lavage avec les solutions antiseptiques, mais encore l'emploi des tempons mouillés qui sont pour la plaie une cause de douleur, d'irritation, d'autant plus que certains troubles de la phonation peuvent être attribués à cette irritation portant sur les récurrents et les nerfs voisins.

Les sections vasculaires doivent toujours être pratiquées entre deux ligatures ou deux pinces hémostatiques. Il ne faut pas oublier, en effet, que l'on opère dans une région éminemment favorable à l'entrée de l'air dans les veines, complication que MM. Poncet et Jaboulay ont vu survenir deux fois dans des extirpations thyroïdiennes pour tumeurs malignes. Les surfaces cruentées ne doivent pas rester exposées à l'air ; toutes les fois que, pendant ou après l'opération, la chose est possible, un tampon maintenu par les doigts d'un aide, qui le comprime légèrement, doit les recouvrir.

Enfin, il est telles circonstances où l'on devra savoir laisser à demeure des pinces hémostatiques, où il faudra maintenir en place un tamponnement avec la gaze iodoformée, soit lorsque des vaisseaux profonds ne peuvent être liés avec sécurité, soit lorsqu'une hémorragie en nappe paraît exiger un tamponnement antiseptique. On doit du reste, enlever le troisième jour les pinces hémostatiques et l'on attendra quelques jours, que la gaze iodoformée se soit plus ou moins détachée d'elle-même, pour l'extraire.

Ablation isolée du lobe médian. — Nous venons de décrire le manuel opératoire de la thyroïdectomie, dans laquelle on enlève un des lobes latéraux et une portion plus ou moins grande du lobe médian. Nous sommes entré dans des détails circonstanciés, en raison de la fréquence de cette opération, et aussi des difficultés spéciales qu'elle peut présenter. Il nous reste, pour être complet, à envisager maintenant l'ablation du lobe médian, seul hypertrophié, lorsqu'il détermine des accidents.

Le manuel opératoire est ici beaucoup plus simple. Une seule incision médiane suffit, allant en bas, jusqu'à la fourchette sternale, et dépassant notablement en haut les limites de la tumeur. Les bords de la plaie cutanéo-musculaire étant maintenus écartés, avec l'index de la main droite on cherche à isoler la partie plongeante et à la luxer par en haut, entre les lèvres de la plaie. Si cette manœuvre réussit, l'opération s'exécute plus facilement : on opère en surface et non dans la profondeur. Il faut, dans tous les cas, examiner avec soin les rapports du lobe médian avec les lobes latéraux. Souvent, comme l'a remarqué M. Poncet, la glande thyroïde ne fait point de fer à cheval complet, c'est-à-dire que la continuité du lobe médian avec tel ou tel lobe latéral, est, sinon interrompue, tout au moins peu apparente : le lobe médian est rattaché à l'un ou à l'autre des lobes latéraux par une portion rétrécie, parfois sous forme d'un pédicule étroit. S'il en est ainsi, c'est sur cette portion rétrécie que devront porter les premiers efforts.

L'index de la main gauche est placé entre la trachée et la tumeur qu'il soulève, et comme les adhérences du lobe médian et de cette dernière sont beaucoup moins résistantes que les adhérences des lobes latéraux, on peut aisément, le doigt servant de conducteur, conduire au-dessous du lobe médian une aiguille de Cooper, chargée d'un bon fil de catgut. La ligature est alors fortement serrée à l'union de la portion à enlever et du lobe latéral correspondant. La même manœuvre doit être répétée pour le côté opposé : la partie malade peut être ainsi excisée entre deux ligatures.

Nous n'avons rien à ajouter à ce que nous avons déjà dit, relativement aux derniers temps de l'opération.

Trachéotomie. — Nous avons décrit le manuel opératoire de la thyroïdectomie, qui, pratiquée de la sorte, est une opération suffisante. Mais, il y a des cas où des altérations de la trachée constituent une complication grave dont le chirurgien doit se préoccuper. On trouve souvent, en effet, la trachée déformée, comme on le sait, sur une hauteur plus ou moins grande ; elle est refoulée à droite ou à gauche, mais surtout elle est aplatie en lame de sabre. Elle présente parfois une véritable voussure

latérale, et elle donne aux doigts qui la pressent la sensa--
tion d'un tube peu rigide, qu'on peut comparer, dans les
cas extrêmes, à un ruban.

La thyroïdectomie, qui a eu souvent pour but principal
de parer aux troubles graves de la respiration ne remplit
pas malheureusement, d'emblée et pendant les premiers
jours, cette indication. On s'en aperçoit bien lors de l'opération à la flexibilité de la trachée, qui, pouvant se couder,
doit exposer de nouveau à des accidents d'asphyxie, à
des réflexes laryngés. Nous citons, du reste, l'observation
d'un malade (obs. VIII), chez lequel la mort par asphyxie,
brusquement survenue quelques heures après la thyroïdectomie, ne reconnaissait pas d'autre cause que la déformation trachéale. Après l'opération, en effet, la trachée
manque de tout soutien, et quoique les conditions soient
cependant différentes, pour elle, de ce qu'elles sont dans
une thyroïdectomie totale, il n'en est pas moins vrai que
ses rapports, et par cela même, sa statique, sont profondément modifiés. Tous les chirurgiens qui ont enlevé
des goitres se sont préoccupés des dangers auxquels
exposait un tel état de choses, et naturellement on a
songé à y remédier par la trachéotomie. On n'a pas tardé
à s'apercevoir que cette opération aggravait le pronostic
de la thyroïdectomie, et l'on a essayé de remplacer cette
opération par différents moyens. C'est ainsi que l'on a
proposé de la soutenir avec des fils la traversant et la
fixant aux bords de la plaie cutanée. Malheureusement,
cette fixation n'est que temporaire, et on comprend que
sous l'influence des mouvements, du retrait des parties
molles, des flexions puissent encore se produire. Du reste,
la déformation porte souvent sur une grande longueur et

l'on ne peut lutter contre elle par les tractions incertaines qu'exercent les fils.

Lorsque les altérations des cerceaux cartilagineux ne paraissent pas trop marqués, lorsque le défaut de résistance n'est pas trop prononcé, M. Poncet croit que l'on peut se passer de la trachéotomie. Il propose alors de maintenir à la trachée son calibre et en même temps sa fixité en mobilisant le lobe latéral laissé en place (observ. XIV), de le séparer avec les doigts des parties voisines, en un mot de le luxer en dehors à travers les lèvres de la plaie où il est maintenu. Il exerce ainsi une traction continue sur la trachée qu'il soulève et qu'il redresse. La tumeur thyroïdienne qui fait ainsi saillie au dehors est recouverte de gaze iodoformée, et, après quelque temps, alors que son volume a notablement diminué, elle se réintègre d'elle-même dans la cavité cervicale. Cet artifice opératoire a parfaitement réussi dans le cas auquel nous faisons allusion et nous estimons qu'il peut rendre des services.

Il y a cependant des cas où la déformation trachéale est si prononcée et où elle porte sur une telle hauteur que la trachéotomie est indispensable.

Cette opération, doit pour M. Poncet, remplir un double but : elle doit naturellement, assurer la respiration ; mais elle doit aussi permettre le calibrage de la trachée et rendre ainsi le plus rapide possible la restitution *ad integrum* de cet organe.

Pour que, chez de tels malades, la trachéotomie donne ce qu'on est en droit d'attendre d'elle, il faut un matériel instrumental particulier, sur lequel nous désirons appeler l'attention. Si l'on songe, en effet, que dans certaines formes de goitres plongeants le rétrécissement de la trachée peut s'étendre très bas, on comprend que les canules habituelles pour trachéotomie, qui existent seules dans tous les arsenaux, soient absolument inefficaces. Ces canules, suivant la remarque de M. Poncet, peuvent parer à une asphyxie d'origine laryngée ou trachéale supérieure, mais elles sont incapables, par leur peu de longueur, d'assurer la respiration, lorsque le rétrécissement est étendu, lorsqu'il occupe la partie inférieure de la trachée.

C'est là une vérité d'autant plus saisissante qu'il faut tenir compte encore de l'épaisseur des parties molles du cou, qui laissent entre le pavillon de l'appareil et la plaie trachéale une hauteur parfois considérable, surtout chez des thyroïdectomisés.

Frappé, il y a plusieurs années, des inconvénients et des dangers des canules ordinaires, M. Poncet à fait fabriquer un jeu spécial de canules, particulièrement applicables aux goitreux et qui remplissent une double indication.

Ces canules ont une longueur telle (13 centimètres) (les canules habituelles mesurent seulement 75 millimètres) que, dans une trachéotomie pratiquée sur le cadavre, l'extrémité inférieure arrive en un point voisin de la bifurcation de la trachée. Avec elles, dans les rétrécissements trachéaux sus et sous-sternaux, on peut être sûr de dépasser l'angustie trachéale. Le calibre de quelques-unes est tel, que, naturellement subordonné à celui de la trachée, il pratique le redressement des anneaux, en un mot, un véritable calibrage.

Ces considérations ne sont pas de simples vues de

l'esprit; la Clinique s'est prononcée à leur endroit, et chez un malade, entre autres, dont nous rapportons l'observation (obs. IX), une canule ordinaire ne faisait qu'accroître la gêne de la respiration; il fallut appliquer

PLANCHE 1

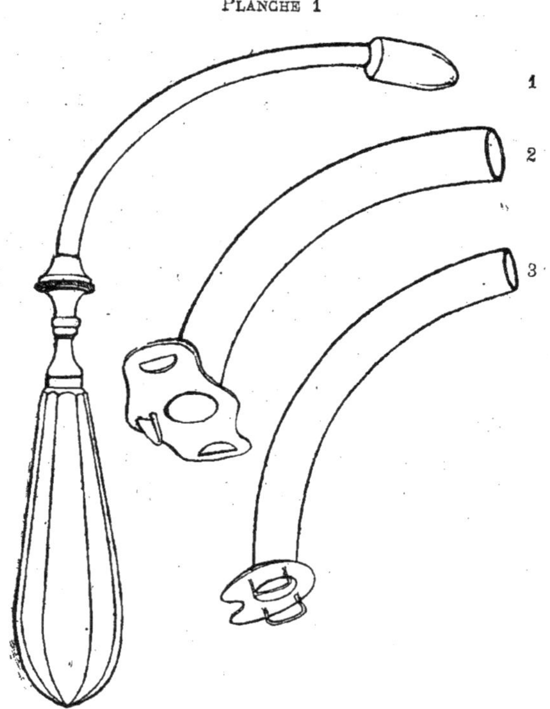

1, Mandrin. — 2, Canule externe. — 3, Canule interne.

immédiatement une longue canule qu'on dut laisser en place pendant trois à quatre semaines. Lorsqu'on l'enlevait dans cet intervalle, le malade était promptement repris de troubles respiratoires. Quant au temps que la canule doit rester en place, nous ne pouvons donner de dates approximatives : son séjour sera subordonné à la déformation, au ramollissement de la trachée, et quelle que soit l'époque à laquelle on l'enlève, il sera bon de surveiller le malade pendant les premières heures qui suivent son ablation, et de se tenir prêt à la remettre en place. Avec un mandrin à poignée, tel que l'ont, du reste, conseillé Krishaber et Péan, il est très facile de faire pénétrer la canule dans la tranchée (voir planche I).

Les canules du Pr Poncet trouvent encore une précieuse application chez certains trachéotomisés à cou gras, volumineux, et tout particulièrement chez des thyroïdiens cancéreux, alors que la thyroïdectomie est contre-indiquée et qu'il faut combattre une asphyxie imminente. Chez de tels malades, l'épaisseur des parties molles et de la tumeur thyroïdienne est souvent telle que l'on ne saurait avoir de trop longues canules à trachéotomie.

En résumé, elles ont leur emploi dans tous les rétrécissements de la partie inférieure de la trachée, quelle qu'en soit la cause : tumeur thyroïdienne plongeante, ganglions du médiastin, etc.

CHAPITRE IV

Observations

OBSERVATION I

*Ablation d'une tumeur du lobe médian de la thyroïde du
volume d'un gros œuf de dinde* (poids : 150 grammes).

Opération, le 14 novembre 1888. — Tumeur très mobile,
remontant à la jeunesse. A gauche, la tumeur est indépendante du
lobe latéral correspondant ; à droite, elle fait corps avec le lobe
latéral. Tissu thyroïdien mou, friable, d'où hémorragie veineuse
en nappe. Les ligatures tiennent difficilement, d'où la nécessité
d'aborder la tumeur thyroïdienne par le côté, où elle est le plus
mobile. L'ablation du lobe latéral adhérent rend l'opération beaucoup moins compliquée. Suites opératoires des plus simples.

Cette observation est incomplète, en ce sens que nous
n'avons pas le nom du malade ; nous n'avons pu retrouver que la relation de l'opération. Nous la publions néanmoins, ayant surtout en vue, dans ce cas particulier, le
manuel opératoire.

OBSERVATION II

*Thyroïdectomie partielle pour goitre plongeant déve-
loppé aux dépens de l'isthme de la thyroïde.*

C. H..., entré à l'Hôtel-Dieu en novembre 1888.

Opération, le 24 décembre 1888. — Tumeur du volume d'une
très grosse noix, exclusivement charnue, bien qu'au premier abord
on eût pu croire à un goitre kystique.

A gauche, la tumeur est indépendante, du lobe latéral correspondant.

A droite, au contraire, elle se continue avec le lobe du même
côté.

On place une forte ligature sur le tissu thyroïdien. Les deux
lobes paraissent indemnes.

Opération simple.

Suites opératoires exemptes de complications.

Nous n'avons pas pu avoir de nouvelles de ce malade.

OBSERVATION III

Ablation de l'isthme de la thyroïde hypertrophié.

C. F..., vingt-quatre ans, entrée à l'Hôtel-Dieu le 30 novembre
1888.

Père et mère rhumatisants.

Aucune maladie antérieure. Rien aux poumons, rien au cœur.

Début de l'affection, il y a environ dix-huit mois. A cette époque,
la malade sentit comme une petite tumeur, qui la gênait, au niveau
de l'isthme de la thyroïde. Elle avalait néanmoins sans peine, et
elle raconte même que pendant ses repas elle se trouvait mieux et
ne ressentait absolument aucun malaise.

Le matin, au réveil, elle était également soulagée pendant quelques instants, mais la gêne revenait bientôt.

Ces symptômes persistèrent pendant deux mois. Puis, dans les deux mois qui suivirent, la malade vit disparaître toute espèce de gêne. Depuis lors, les phénomènes du début ont reparu et n'ont fait que s'accroître.

Actuellement on constate, au niveau de l'isthme, une hypertrophie assez considérable. La gorge est sèche; la malade avale avec peine et présente, par moments, comme des accès de suffocation. La gêne respiratoire se fait surtont sentir quand la malade est couchée ; elle a de la peine à s'endormir et est gênée, à ce moment, par de nombreuses éructations.

Opération, le 12 décembre. — Incision unique sur la ligne médiane ; dissection au-dessus et au-dessous assez facile avec les pinces et la sonde cannelée; passage, avec l'aiguille de Cooper, d'un fil double, de chaque côté. On enlève alors la tumeur, et on applique ensuite plusieurs ligatures sur le tissu thyroïdien qui saigne assez abondamment, mais, somme toute, l'hémostase est facile.

31 décembre. — La malade part guérie.

La malade nous a donné de ses nouvelles, par lettre, à la date du 12 juillet 1892, c'est-à-dire quatre ans après l'opération.

Son cou n'a pas grossi depuis quatre ans. La cicatrice n'est pas douloureuse, mais elle est très apparente. Quant à la gêne que la malade éprouvait autrefois pour avaler et pour respirer, elle n'aurait pas disparu; les digestions sont difficiles, dit la malade.

Ne pouvant nous livrer à un examen *de visu*, il nous est impossible de dire à quoi sont dus les phénomènes dont se plaint la malade. Mais, cependant, nous nous croyons autorisé, jusqu'à un certain point, à tirer de son observation les conclusions suivantes :

L'opération a été complète, puisque depuis quatre ans il n'y a pas eu de récidive, et n'aurait-on obtenu que ce résultat, c'est-à-dire l'extirpation radicale et heureuse d'une tumeur dont le développement possible n'eût pas été exempt de dangers, qu'il faudrait déjà s'en féliciter.

En outre, les troubles accusés par la malade sont surtout des troubles gastriques. Il est possible que nous ayons là une simple coïncidence et que la malade rapporte par habitude, à une affection antérieure, dont elle a été débarrassée par une opération, les symptômes d'un état maladif de l'estomac, absolument indépendant, d'ailleurs, d'une altération de la glande thyroïde.

C'est là une hypothèse gratuite, mais nous la faisons parce que nous sommes convaincu qu'au moment où l'opération de la thyroïdectomie a été pratiquée, cette opération était parfaitement indiquée, et parce que nous voulons montrer que dans ce cas particulier, bien qu'il y ait actuellement chez notre malade un état laissant beaucoup à désirer, on a parfaitement mis en pratique le vieux principe thérapeutique : *primum non nocere*.

OBSERVATION IV

Ablation du lobe gauche de la thyroïde.

M. R.,vingt-quatre ans, demeurant à Lyon, entrée à l'Hôtel-Dieu le 31 décembre 1888.

Pas d'antécédents héréditaires.

Fièvre typhoïde à seize ans. Quelques râles dans les poumons. Rien au cœur.

Le début de l'affection remonterait à un an. A cette époque, la malade s'aperçut qu'elle avait une petite tumeur au niveau du lobe gauche de la thyroïde.

Cette tumeur n'aurait pas augmenté jusqu'à, il y a environ deux mois ; depuis cette époque elle aurait augmenté de volume assez rapidement.

Actuellement, on trouve au niveau du lobe gauche de la thyroïde une tumeur de la grosseur d'un œuf. Elle est dure, régulière et très mobile, se déplaçant facilement sous le doigt. La pression est tout à fait indolore ; d'ailleurs la malade raconte qu'elle n'a jamais éprouvé aucune douleur.

Pas de troubles de la déglutition, ni de la respiration. La malade accuse seulement un peu de gêne lorsqu'elle veut tourner la tête du côté de la tumeur : elle sent à ce moment, comme un obstacle qui vient se placer sur le cou et arrêter le mouvement de rotation.

Opération, le 16 janvier 1889. Incision de 10 centimètres, parallèle au bord antérieur du sterno-cléido-mastoïdien. Section du sterno-hyoïdien et du sterno-thyroïdien.

La tumeur est luxée entre les lèvres de la plaie ; une seule ligature au catgut des thyroïdiennes : une ligature au niveau de l'isthme qui est sectionné sans qu'il y ait hémmoragie.

Dans le lobe enlevé on trouve une masse dure, encapsulée (capsule épaisse d'une coloration gris-blanchâtre) à contenu solide, et ressemblant à la coupe à une tranche de vieux saucisson.

La tumeur eût été très facilemeut énucléable.

Le reste du lobe du poids de 20 à 25 grammes a une coloration gris jaunâtre ; il est peu vasculaire ; dans son épaisseur se trouvent deux petites tumeurs solides, arrondies, du volume d'un gros pois, rappelant le tissu thyroïdien voisin.

La cicatrisation est achevée au bout d'une quinzaine de jours.

Malgré les recherches auxquelles nous nous sommes livré, il nous a été impossible de retrouver la malade.

Cette observation semble en contradiction avec l'idée directrice de notre travail. Mais nous ferons cependant remarquer que, dans ce cas particulier, il y avait encore dans le reste du lobe enlevé deux petites tumeurs solides, et que somme toute la totalité de ce lobe étant envahie

par le processus néoplasique, la fin a justifié les moyens,
bien que nous ne soyons pas partisan de cette maxime.

OBSERVATION V.

*Extirpation du lobe gauche de la thyroïde du volume
d'un gros œuf de dinde. A diverses reprises accès de
suffocation.*

Opération, le 17 juin 1889. — Incision sur le grand axe de la
tumeur, parallèlement au bord antérieur du sterno-cléido-mastoïdien. Muscles sterno et thyro-hyoïdiens complétement étalés
sur la tumeur très fluctuante : incision de ces muscles sur le doigt.

Incision de la tnmeur : sang rouge en abondance, contenu mou,
diffluent comme des caillots; pas de poche appréciable. Ligature
de l'artère thyroïdienne inférieure. Indépendance à peu près complète de la tumeur au niveau de l'isthme : pinces hémostatiques à
ce niveau, pas de ligature.

Dissection sur la trachée : tissu fibreux, dense, sclérosé, enser-
rant comme un anneau la trachée, qui, cependant, n'est pas déformée. On fait basculer la tumeur : ligature très facile de la thyroïdienne supérieure.

Examen de la tumeur : contenu plus ou moins gelée de groseille.
L'épaisseur de la poche est variable suivant les points ; en avant la
poche est très mince, aussi ne pouvait-on pas songer à une énucléation. Cependant la poche peut être séparée du reste de la tumeur
en totalité ; en haut et sur les côtés elle est beaucoup plus épaisse
et bordée par du tissu thyroïdien sain, d'une épaisseur de 5 à
6 millimètres. Dans ce tissu, à la périphérie, on trouve des granulations hypertrophiques ; ce sont de petites tumeurs au début.

On voit encore, dans cette observation que la thyroïdectomie pouvait seule être pratiquée. Le lobe entier était
envahi.

Observation VI.

Ablation de l'isthme et du lobe droit de la thyroïde.

P. B. A...., jeune fille de dix-neuf ans, entrée à l'Hôtel-Dieu le 3 octobre 1889, opérée le 23 octobre. Le moindre contact sur la tumeur détermine une quinte de toux. La tumeur a une teinte noire, violacée ; elle est uniformément arrondie en avant, paraît formée par une poche unique. Dyspnée. Dysphagie.

Extirpation facile. Section du sterno-hyoïdien droit. Trois ligatures.

Aplatissement léger de la trachée.

Le lobe et la tumeur enlevés, on constate que celle-ci est encapsulée et peut être isolée facilement. Elle est composée par une masse volumineuse renfermant une grande cuillerée à bouche de sang noir; le contenu est pulpeux, très adhérent à la poche, d'apparence muqueuse.

A côté de la masse principale, on trouve quatre ou cinq petits kystes du volume d'un pois, à contenu visqueux, transparent.

Là encore, toute énucléation eût été impossible.

Nous avons eu récemment des nouvelles de cette malade. La cicatrisation a été un peu lente, mais aujourd'hui elle va très bien et n'éprouve plus aucune gêne.

Observation VII

*Ablation du lobe droit et de l'isthme de la thyroïde,
considérablement hypertrophiés.*

D. M. dix-huit ans, entrée à l'Hôtel-Dieu le 23 octobre 1889, opérée le 28 octobre.

Goitre suffocant, entraînant de la dyspnée, des accès de suffocation. — La thyroïde est considérablement hypertrophiée, uniformément augmentée de volume ; elle donne au toucher la sensation d'une masse charnue, dure, rénitente, nulle part kystique.

Arrivé sur la tumeur par une longue incision en T, on trouve une masse uniforme, d'une teinte rouge, à peine bosselée, régulière ; nulle part de kystes, de nodosités que l'on pourrait énucléer. Un ou deux coups de bistouri donnés dans le tissu de la tumeur, fournissent du sang artériel en abondance.

L'isthme est relié au lobe gauche par un pédicule ayant les dimensions d'un doigt aplati, au-dessous duquel on passe facilement une aiguille de Cooper, munie d'un fil double. (La section entre deux pinces serait plus commode, car on n'a pas grande hémorragie à redouter.) Dissection à petits coups avec les ciseaux et le bistouri, le long du cartilage thyroïde, de la trachée aplatie en lame de sabre. A ce niveau, on a un tissu cellulaire, dense, scléreux. Les thyroïdiennes sont coupées entre deux fils ; lors de la section du tronc vasculaire, le fil inférieur cède : hémorragie à gros bouillons, pince hémostatique, ligature. La trachée est aplatie sur une hauteur de 2 à 3 centimètres à partir du cricoïde ; les anneaux sont résistants et ne s'affaissent pas. On dégage, avec les doigts, le bistouri et les ciseaux, le lobe gauche, on le dissèque de la trachée. La tumeur enlevée pèse 230 grammes ; il s'agit d'une hypertrophie en masse ; nulle part de noyaux, de masse pouvant être énuclées. — On trouve en arrière un petit kyste à contenu séreux du volume d'une grosse noisette. — Drainage suture au catgut des muscles, quatre ou cinq efforts de vomissement pendant l'anesthésie.

Suites opératoires simples.

Nous n'avons pas eu de nouvelles de cette malade.

Observation VIII

*Ablation du lobe droit hypertrophié. — Trachéotomie
préliminaire pour éviter l'asphyxie.*

S. J..., âgé de dix-sept ans, entré en juillet 1889, dans le service de M. Poncet, suppléé par M. Rochet.

Le malade est admis d'urgence, il présente une dyspnée intense, avec cornage ; asphyxie imminente.

M. Rochet pratique immédiatement la trachéotomie. Il fait l'incision classique sur la ligne médiane, et, arrivé sur le goitre, il cherche à libérer la partie inférieure de la trachée. Pressé par la crainte de l'asphyxie, M. Rochet ponctionne et ouvre l'espace inter-crico-thyroïdien, comprenant dans la section le cricoïde et le premier anneau de la trachée. Une canule aussitôt placée fait tout rentrer dans l'ordre.

Le lendemain, M. Poncet se décide à pratiquer le thyroïdectomie partielle.

Longue incision à droite en T, sous-anesthésie. La canule qui avait été introduite après la trachéotomie est enlevée ; quelques instants après, on est dans la nécessité de la remettre. '

L'isthme de la thyroïde très hypertrophié se continue vers les deux lobes sans ligne de démarcation, sans trace de pédiculisation. On parvient à passer le doigt à gauche, au-dessous de l'isthme. Double ligature.

On se porte à droite, sur la partie latérale. Le doigt va chercher très profondément au-dessous du sternum, le lobe droit qu'on luxe en avant. La thyroïdienne inférieure est blessée par mégarde : hémostase immédiate.

Hémorragie par de grosses veines provenant de la tumeur.

On fait bomber le lobe hypertrophié, de dehors en dedans (vers la ligne médiane). Section en dehors des ligatures ; pas de sang.

Respiration facile ; le malade se trouve bien ; on enlève la canule, qui n'a plus sa raison d'être.

Le malade est pris tout à coup, deux heures après l'opération, d'un accès de suffocation, dans lequel il s'efforce d'arracher son pansement, et finalement, il tombe mort.

Autopsie. — La trachéotomie a porté sur le cricoïde et sur les deux ou trois premiers anneaux de la trachée. A 5 centimètres environ du cricoïde et sur une hauteur de 3 à 4 centimètres, la trachée est aplatie en lame de sabre, se recourbant, se fléchissant facilement et donnant ainsi lieu à une occlusion complète. Les anneaux ne paraissent pas avoir subi d'altération, mais ils ne peuvent reprendre leur forme normale.

La muqueuse de la trachée est rouge. Emphysème dans les deux poumons. Un peu de sang coagulé dans le médiastin antérieur.

Le lobe gauche a sensiblement le même volume que le lobe droit enlevé ; il ne contient aucun kyste : nous avons affaire à une hypertrophie cirrhotique.

Examen de la tumeur. — La portion de la tumeur enlevée pèse 130 grammes. Il s'agit d'un goitre exclusivement charnu, très dense, très résistant. A la coupe, on a un aspect comparable à celui d'une section musculaire profonde. On trouve seulement un petit kyste du volume d'un gros pois.

Cette observation nous montre bien quelle est l'importance de la canule dans les cas où la trachée est ramollie. Chez ce malade, dont la trachée était devenue flexible, comme un tube de carton mouillé, c'est après l'ablation de la canule que la mort est survenue, probablement par un aplatissement de la trachée dû, soit à l'influence de la pression atmosphérique, soit encore à un faux mouvement de la tête.

OBSERVATION IX

Ablation partielle d'un énorme goitre charnu. — Extirpation du lobe latéral droit, considérablement hypertrophié, et d'une partie de l'isthme.

S. J..., dix-neuf ans, typographe, demeurant à Lyon. Entré à l'Hôtel-Dieu, le 15 avril 1890.

Le début de la tuméfaction thyroïdienne remonte à quatre ans.

Depuis six mois, dyspnée et accès de suffocation : le malade a absorbé des doses énormes d'iodure de potassium sans aucun résultat. Il a fait à la Croix-Rousse un séjour de quelques semaines.

Actuellement, le cou est énorme, et mesure 48 centimètres de circonférence.

Face tuméfiée ; lèvres bleuâtres, cyanosées, tirage, asphyxie progressive.

PLANCHE II

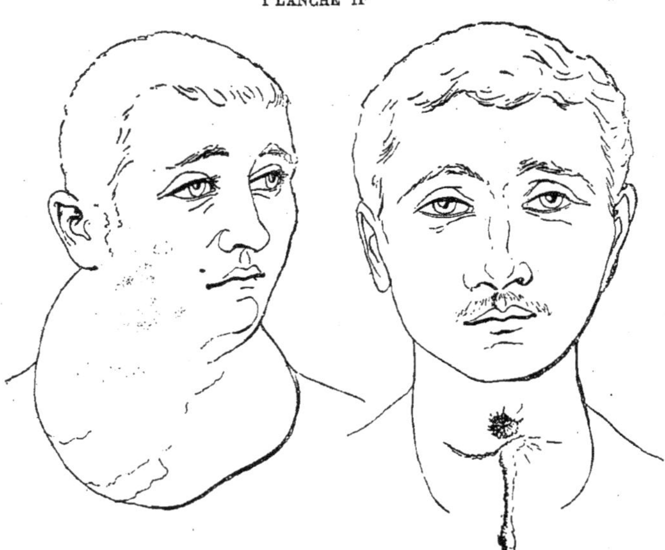

FIG. 1. — Avant l'opération

FIG. 2. — Après ablation du lobe droit et trachéotomie.

Depuis quelques semaines, le malade a la sensation constante d'étouffement; il craint à chaque instant de mourir par suffocation.

Opération. — Longue incision en T. Ablation assez laborieuse, sans perte appréciable de sang. Déformation étendue de la trachée, aplatie en fourreau de sabre.

On pratique la laryngotomie inter-crico-thyroïdienne, et on place une longue canule qu'on laisse à demeure pendant les premières semaines qui suivent l'opération. (On essaya de l'enlever quelques jours après l'opération, mais le malade fut repris d'accès de suffocation, et on dut la réintroduire.)

La tumeur enlevée pèse 500 grammes.

Les suites opératoires furent relativement simples, et lorsque la cicatrisation fut complète, le cou du malade avait sensiblement repris un volume normal. Nous renvoyons d'ailleurs à la planche II, qui accompagne cette observation, et dans laquelle le malade est représenté avant et après l'opération.

Le dessin, bien que schématique, donne cependant une idée assez nette du résultat obtenu.

Nous avons revu ce malade. Actuellement le tour du cou = 40 centimètres ; la base en est encore un peu élargie. On voit une cicatrice médiane longue de 10 centimètres, large de 2 en bas, 3 en haut, blanche, non rétractile, non adhérente, non douloureuse. En haut, on a une petite cicatrice transversale, linéaire. Excellent état général. Le malade est maintenant capable de faire des efforts.

OBSERVATION X

Ablation du lobe médian légèrement hypertrophié.

D. P..., quinze ans, domestique. Entré à l'Hôtel-Dieu, le 21 mai 1890.

La tumeur détermine quelques troubles fonctionnels, surtout une altération du timbre de la voix.

Opération le 24 mai. — Incision sur la ligne médiane. On enlève, entre deux ligatures, une masse solide ne contenant aucun kyste.

Aucun incident opératoire.

Au bout de cinq jours, le malade quitte l'hôpital avec une plaie presque complètement fermée. La cicatrisation fut complète au bout de quinze jours, d'après ce que nous écrit aujourd'hui le malade. Actuellement, ce jeune homme va très bien. Son cou a notablement diminué de volume, dit il ; la cicatrice n'est pas exubérante et n'occasionne aucune gêne.

Pas de dysphagie, pas de dyspnée.

En somme, l'opéré est très satisfait de son état.

Observation XI

*Thyroïdectomie partielle. — Ablation des lobes latéral
droit et médian pour goitre suffocant.*

R..., L., dix-huit ans, employé, entré à l'Hôtel-Dieu le
18 juin 1891.

Père mort subitement, il y a un an.

Mère bien portante. Deux sœurs bien portantes. Pas de goitre
dans la famille.

Pas de maladies antérieures graves ; quelques bronchites en
hiver.

Depuis six mois, le malade accuse une gêne de la respiration,
gêne qui est allée en augmentant ; mais le malade ne sait pas
exactement à quelle époque il peut faire remonter le début de sa
maladie. Depuis quelque temps, la marche rapide le fatigue beaucoup ; il ne peut se livrer à aucun exercice violent sans être pris
de dyspnée et de suffocation.

A son entrée, il présente une tumeur au-devant de la trachée,
déformant le cou qui est uniformément élargi. Le creux de la
fourchette sternale est effacé et la tumeur plonge profondément
derrière le sternum. La parole est gênée et fatigue le malade.

Opération, le 19 juin. — Incision d'abord médiane. Arrivé sur
la tumeur, on la trouve à peine bosselée, d'apparence charnue. Le
lobe médian plonge de 3 à 4 centimètres au-dessous de la
fourchette sternale, on le luxe au-dessus ; en l'incisant sur un
point, on reconnait qu'il est exclusivement charnu et qu'il se continue par un pédicule de 5 à 6 millimètres avec le lobe latéral droit. L'incision est prolongée par en haut et transformée, par
une incision perpendiculaire, en incision en T.

A ce moment, l'asphyxie est imminente. Il y a du tirage produit
par le soulèvement de la trachée, très adhérente à la tumeur et
déformée. L'air s'engage dans la cavité sous-sternale, comme s'il
pénétrait dans de grosses veines. On précipite l'opération. On

isole le lobe médian du lobe gauche par de larges pinces hémostatiques ; suture au-dessus des pinces. La tumeur enserre la trachée : elle lui est adhérente par un tissu fibreux, dense, criant sous le bistouri.

On pratique la trachéotomie pour lutter contre l'asphyxie et pour calibrer la trachée qui est refoulée à gauche et déformée en lame de sabre ; elle est, en outre, ramollie, et la canule à demeure a pour but d'assurer la respiration pendant les premiers jours qui suivent l'opération.

26 juin. — On enlève la canule ; la cicatrisation marche rapidement et le malade reprend promptement ses forces. La tête est un peu fléchie en avant par la position que prend naturellement le malade, bien que l'extension ne soit pas gênée par la cicatrice qui n'est pas douloureuse.

Nous avons revu ce malade.

Actuellement sa santé est excellente. Il a vu disparaître tous les symptômes pénibles qui l'avaient amené à se faire opérer. La cicatrice n'offre aucune particularité notable ; le cou a un volume normal.

OBSERVATION XII

Thyroïdectomie partielle. — Ablation du lobe latéral droit.

E., B., vingt-sept ans, tisseuse, entrée à l'Hôtel-Dieu le 6 juillet 1891.

Père mort à soixante-huit ans, paralysé.

Mère âgée de soixante-dix ans, bien portante.

Trois frères et deux sœurs bien portants.

Aucun goitre dans sa famille.

Dans les antécédents personnels, à signaler un érésipèle de la face, il y a sept ans.

La malade, non mariée, est bien réglée, se porte bien, et est ennuyée seulement par la grosseur de son cou : elle paraît un peu nerveuse et pleure facilement. Il y a quatre ans, elle a constaté que

son cou grossissait ; peu à peu, il s'est formé une petite tumeur
au niveau de l'extrémité supérieure droite de son corps thyroïde.
Actuellement, à ce niveau on constate une tumeur du volume d'un
œuf environ, lisse, non adhérente à la peau, d'une consistance
ferme et élastique, sans être dure, suivant le larynx dans ses mouvements d'élévation, absolument indolente.

Aucun signe de compression des vaisseaux ou des nerfs.

La malade paraît intelligente et répond nettement aux questions.
Elle buvait de l'eau de pluie, mais elle n'a pas remarqué qu'il y eût
d'autres goitres chez ceux qui en buvaient aussi. Il y a très peu de
gros cous dans son pays. La maison qu'elle habite est bien exposée,
en plein soleil.

Opération, le 11 juillet 1891. — Le lobe droit est tellement
bourré de noyaux charnus et kystiques entremêlés qu'on est dans
la nécessité de recourir à l'extirpation. L'incision est faite sur la
partie la plus saillante de la tumeur.

Au bout de trois semaines, la malade quitte l'hôpital. A ce
moment-là, elle avait la tête fléchie du côté opéré et ne pouvait la
redresser. Un drain, placé dans la plaie, a été retiré une quinzaine
de jours après la sortie de l'hôpital, et alors la tête s'est redressée
peu à peu.

Mais un gros fil de soie était resté dans la plaie et occasionnait
une suppuration interminable malgré les soins de propreté et
même d'antisepsie que prenait la malade : celle-ci, en effet, faisait
au niveau de sa plaie de fréquents lavages, suivis d'application de
poudre d'iodoforme, et quelquefois, dit-elle, elle coupait une partie
du fil qui apparaissait de temps en temps.

Ces détails nous ont été fournis par la malade que nous avons
revue à la date du 16 juillet, un an après l'opération.

Actuellement, l'état général de la malade est excellent ; elle
n'éprouve aucune gêne et d'ailleurs elle en éprouvait fort peu
avant l'opération : c'est par coquetterie qu'elle s'est soumise à une
intervention chirurgicale — dit-elle. — En réalité, elle présentait, lors de l'intervention, des symptômes nerveux pénibles.

On voit sur le côté droit du cou, le long de la trachée à 3 centimètres de la ligne médiane et en avant du bord antérieur du

sterno-cléido-mastoïdien une cicatrice longue de 10 centimètres commençant à 1 centimètre au-dessous de l'angle de la mâchoire et se terminant à 1 centimètre au-dessus de la clavicule.

Dans sa partie supérieure, sur une longueur de 7 centimètres, cette cicatrice est blanche, linéaire, non adhérente aux parties profondes. En bas, sur une longueur de 3 centimètres, elle est large, exubérante, adhérente aux parties profondes et offre une coloration violacée. A ce niveau, deux points ulcérés donnent issue à un liquide séro-purulent.

Avec une curette tranchante, on enlève les tissus superficiels bourgeonnants et on met à découvert un gros fil de soie qu'on extirpe au moyen d'une pince hémostatique. Ce fil a une longueur de 4 centimètres.

On applique un léger pansement à la gaze iodoformée après cautérisation au crayon de nitrate d'argent, et la malade retourne chez elle.

OBSERVATION XIII

Ablation du lobe droit et de l'isthme.

C. L., âgé de dix-huit ans, maçon, entré à l'Hôtel-Dieu le 23 novembre 1891.

Père bien portant ; mère morte, il y a quatre ans d'une maladie inconnue.

Trois frères et sœurs, tous bien portants.

Il y a dans son pays (Corrèze) quelques goitreux, mais en petit nombre ; aucun membre de sa famille n'est goitreux.

Aucune maladie antérieure.

Le début de son affection remonte à dix-huit mois.

Le volume de la tumeur s'est accru peu à peu ; mais il y a quinze jours, est survenu un accroissement brusque, sans phénomènes inflammatoires.

Jusqu'à ces derniers temps, la tumeur n'avait déterminé qu'une gêne légère de la respiration, et le malade pouvait continuer son travail ; depuis un mois, là gêne plus marquée de la respiration empêche tout effort.

Pas d'accès de suffocation.

Pas de modifications du timbre de la voix.

Pas de gêne de la déglutition.

Pas d'altération de l'état général, qui est resté excellent.

Actuellement, on remarque que la partie antérieure du cou est occupée par une tumeur volumineuse, remontant en haut jusqu'au bord supérieur du cartilage thyroïde, descendant en bas jusqu'au sternum.

La tumeur se déplace nettement pendant les mouvements de déglutition.

Les deux lobes latéraux et l'isthme de la thyroïde sont atteints ; le lobe droit paraît un peu plus gros que le gauche.

La consistance, a peu près égale partout, est assez ferme ; on ne sent pas de points nettement indurés, ni de points kystiques : pas d'expansion ; pas de thrill.

Pas de troubles respiratoires au repos ; ni tirage, ni cornage Ces phénomènes se montrent, au dire du malade, lorsqu'il se livre à un exercice violent.

Pouls : 72, Pas d'exophtalmie.

Le cou, à la partie moyenne, mesure 40 centimètres.

Traitement ioduré sans résultat pendant quelques jours.

Le 30 septembre 1891, opération. — La tumeur est dure, bosse-lée ; on ne peut savoir cliniquement, si on pratiquera la strumec-tomie ou la thyroïdectomie.

Incision sur la ligne médiane. La capsule, au niveau de l'isthme, est incisée.

Hémorragie en nappe peu abondante ; impossible d'énucléer quoi que ce soit.

On fait une deuxième incision perpendiculaire à la première et comprenant tous les muscles jusqu'aux sterno-cléido-mastoïdiens. On luxe, et on trouve, après décortication, le lobe latéral droit ui est plongeant et qui devait déterminer la gêne respiratoire.

Séparation du lobe médian, rattaché au lobe gauche par un pédicule étroit qu'on saisit avec une pince.

Pincement de la thyroïdienne inférieure que l'on aperçoit en bas.

On dissèque le lobe latéral de dedans en dehors. La pointe du bistouri est dirigée contre la trachée qui est aplatie sur une hauteur de 4 à 5 centimètres.

On sectionne des adhérences intimes, formées par du tissu cellulaire criant sous le scalpel.

Pincement de la thyroïdienne supérieure. En tout, 5 ligatures, y compris les thyroïdiennes (au catgut).

Aucun incident opératoire. Double plan de sutures : muscles, peau. Drainage.

Suites opératoires simples. T: 38°,3 les deux premiers jours ; puis la température revient à la normale. Un peu de voix bitonale. Pas de troubles respiratoires.

4 décembre. — Élévation de la température, tenant probablement à de la constipation.

On fait le pansement : aucun signe local d'inflammation ou de suppuration.

14 décembre. — Deuxième pansement. La plaie est absolument cicatrisée. Le malade va bien ; il accuse seulement un peu de gêne de la déglutition et sa voix est encore légèrement bitonale.

La circonférence du cou à la partie moyenne est de 38 centimètres. Il y a encore un peu de tuméfaction du cou, mais tous les phénomènes dyspnéiques ont disparu depuis l'opération.

20 décembre. — Le malade complètement guéri demande à s'en aller. Pas de paralysie des cordes vocales au laryngoscope.

Circonférence du cou, 365 millimètres. -

Examen de la pièce enlevée. On a une masse régulièrement ovoïde, à surface lisse, non bosselée, de consistance égale sur tous les points. Cette masse qui comprend la totalité du lobe droit et une faible portion de l'isthme a le volume d'une grosse mandarine; son poids est de 170 grammes.

A la coupe, on voit un tissu constitué par un semis de granulations de petits lobules hypertrophiés, intimement soudés les uns aux autres. Teinte d'un gris rosé, myxomateuse. Consistance assez ferme, uniforme ; aucun kyste, soit charnu, soit liquide;

cependant, au centre on voit deux ou trois noyaux qui se différencient assez bien des parties voisines. Le tissu se laisse déchirer, mais on ne peut en détacher aucune parcelle.

Nous n'avons pu retrouver ce malade.

OBSERVATION XIV.

Ablation du lobe latéral droit.

P. D., entré à l'Hôtel-Dieu le 22 février 1892.

Opération, le 22 février. — L'enfant est opéré le matin même de son entrée, en raison des troubles respiratoires graves qu'il présente, tirage et asphyxie progressive.

Incision en T à droite, pour l'ablation du lobe latéral correspondant.

Il paraît s'agir d'un goitre suffocant, par enfoncement des lobes latéraux hypertrophiés au-dessous de la première côte.

Incision des muscles recouvrant la tumeur à droite.

Incision avec la pointe du bistouri sur la tumeur qui est charnue et dont on reconnaît l'énucléation impossible. On manœuvre alors en vue d'une thyroïdectomie partielle. La tumeur est mobilisée sur la ligne médiane et les thyroïdiennes sont liées séparément.

Aucun incident opératoire ; ablation sans difficulté.

La trachée est aplatie en lame de sabre sur toute sa longueur, mais non déviée. On mobilise le lobe gauche, qui plonge et comprime la trachée ; on le luxe en dehors, en avant de la trachée, entre les lèvres de la plaie où on le fixe.

Pansement à plat avec la gaze iodoformée.

29 février. — On change le premier pansement. La tumeur thyroïdienne, c'est à-dire le lobe gauche qui avait été luxé en dehors, a diminué au moins d'un tiers de son volume.

Elle est recouverte de granulations.

Il n'y a aucun signe d'infection.

Immédiatement après l'opération, il y a eu quelques légers signes de bronchite, qui ont actuellement disparu.

Le malade sort au bout d'un mois et demi.

Examen de la tumeur. La tumeur enlevée pèse 65 grammes. A la coupe elle est constituée par du tissu glandulaire d'apparence mucoïde, on voit des grains muqueux, réunis ensemble, comme feutrés.

Nous avons revu ce malade, qui travaille maintenant sans aucune peine. Disparition de tous les troubles. Tour du cou, 30 centimètres.

La cicatrice médiane est longue de 5 centimètres, large de 2 centimètres, épaisse, rouge, mais non douloureuse, non adhérente. La cicatrice transversale est linéaire. Santé excellente.

OBSERVATION XV

Ablation du lobe latéral droit pour un goitre charnu très vasculaire.

B. L..., entré à l'Hôtel-Dieu le 2 juillet 1892.

Père âgé de soixante-deux ans, bien portant.

Mère âgée de cinquante ans, bien portante, mais un peu nerveuse ; elle est porteur d'un petit goitre.

Trois frères bien portants, ni goitreux, ni nerveux.

Deux sœurs, dont l'une souffre de migraines ; l'autre qui était atteinte de chorée, est morte.

Dans le pays qu'habite le malade, à 1000 mètres d'altitude, immédiatement au-dessous de la zone des neiges, il y a quelques goitres, surtout chez les femmes.

Le malade ne signale, pour son propre compte, aucune affection dans l'enfance, sauf, peut-être, la rougeole. Il ne semble être atteint d'aucune diathèse. Il y a six ou sept mois, il se serait aperçu de l'augmentation du volume de son cou par l'étroitesse de ses vêtements. Depuis cette époque, son attention ayant été attirée de ce côté-là, il a remarqué l'accroissement régulier de la tuméfaction, sauf pendant une période de trois ou quatre mois où il prit de l'iodure à l'intérieur et se fit des applications de teinture d'iode *loco dolenti.*

Il y a à peu près cinq mois, apparurent des ganglions qui disparurent après deux ou trois mois de traitement ioduré : on retrouve actuellement les traces très nettes de cette affection.

Depuis, dit-il, qu'il s'est soumis à l'examen des médecins, le malade présente quelques phénomènes nerveux : il est excitable, tremble facilement !

Depuis trois mois, le malade qui se livre à des travaux intellectuels, éprouve des difficultés pour lire : ses yeux se fatiguent très rapidement.

Le malade est atteint d'une rhinite atrophique pour laquelle il a consulté un médecin de Paris.

Dernièrement, le malade a été soumis pendant une quinzaine de jours à l'action de la pilocarpine, sans amélioration notable de son état.

Actuellement, dans la région cervicale, on trouve :

1° Le long de chacun des muscles sterno-cléido-mastoïdiens, une ou deux petites tumeurs ganglionnaires bien mobiles, n'ayant aucune tendance à adhérer à la peau, non ramollies.

2° Sur la ligne médiane, une tumeur limitée immédiatement en bas par la fourchette sternale et s'étendant en haut jusqu'au bord supérieur du cartilage thyroïde. Lorsqu'elle est soulevée, dans les mouvements de déglutition, cette tumeur prend la forme et le volume d'une orange. La base du cou est élargie et la tumeur paraît occuper toute l'étendue de la glande thyroïde.

Une portion du lobe latéral droit et de l'isthme s'engagent au-dessous de la fourchette sternale et de l'articulation sterno-claviculaire, la thyroïde ayant l'aspect d'une tumeur en H, dont les deux branches parallèles pénètrent plus ou moins au-dessous de la ceinture osseuse sterno-claviculaire.

A la palpation, la tumeur paraît très vasculaire : les artères battent vigoureusement; le cœur bat vite; pouls: 115, mais les bruits sont très nets. La tachycardie paraît surtout émotive, elle se calme au bout d'un certain temps d'examen. Le malade a cependant, assez facilement, des palpitations de cœur, lorsqu'il se fatigue.

Tremblement léger lorsque le malade étend la main; mais les mouvements ne sont pas maladroits.

Pas d'exophtalmie; à signaler seulement du côté des yeux les troubles déjà mentionnés, et en outre l'écoulément abondant de larmes, à la moindre émotion. D'ailleurs la fatigue oculaire se manifeste bien plus par du papillottement que par des phosphènes.

Après une course, le malade prétend que son corps tyroïde « bat comme son cœur ».

Il n'y a point cependant de crises dyspnéiques. La déglutition est pénible.

L'auscultation de la tumeur révèle simplement une transmission énergique des bruits vasculaires, sans souffle.

Excellent état général.

La papille est rose : les vaisseaux en sont gonflés, congestionnés.

Rien d'anormal au laryngoscope.

Circonférence à la base du cou, 37 centimètres.

Opération, le 7 juillet 1892.

Éthérisation.

Incision allant de l'angle inférieur du cartilage thyroïde à la fourchette sus–sternale.

On pénètre, à travers l'interstice musculaire médian jusqu'au corps thyroide entouré d'une atmosphère cellulo-fibreuse plus ou moins épaisse. Les muscles sont maintenus écartés de chaque côté. La glande thyroïde paraît uniformément hypertrophiée : de grosses veines, du volume d'une plume de corbeau. sillonnent le lobe latéral droit dans tous les sens. Le lobe médian forme une bandelette épaisse de 3 à 4 centimètres et d'une largeur égale.

A la vue et par la palpation, on se rend compte qu'il n'existe aucune tumeur susceptible d'être énucléée, et que l'on se trouve bien en face d'une hypertrophie totale.

On cherche avec l'index de la main droite à libérer le lobe latéral droit ; et, immédiatement, pour manœuvrer plus commodément, on incise directement, sur la ligne médiane, le lobe médian hypertrophié. *Pas d'hémorragie* par le tissu thyroïdien sectionné. On peut alors, faisant basculer le lobe thyroïdien droit en dehors, séparer à petits coups de pointe du bistouri la glande, qui est intimement unie à la trachée par un tissu fibreux, dur, criant sous l'instrument tranchant. Cette dissection terminée, on peut, en quelque sorte, énucléer le lobe latéral droit et le luxer par en haut. Des pinces hémostatiques sont alors appliquées sur la thyroïdienne inférieure et sur la thyroïdienne supérieure et une ligature est appliquée sur ces deux vaisseaux.

Dans le cours de l'opération, plusieurs branches volumineuses de la veine jugulaire antérieure ont été plus ou moins complètement sectionnées : on assure leur hémostase en pratiquant la section complète, entre deux pinces hémostatiques, de ces divers vaisseaux, qui sont ensuite liés.

L'opération était terminée, lorsqu'une hémorragie veineuse assez abondante, en dehors et au niveau de la fourchette sternale, se produisit. Cette hémorragie, provenant des veines thyroïdiennes inférieures, nécessita l'application de plusieurs pinces hémostatiques. Le sang suintait au fond de la plaie, à la manière d'une source à la surface du sol, et, après quelques minutes de recherche, après avoir sectionné sur le doigt les muscles sterno-hyoïdien et sterno-thyroïdien du côté droit, on put rendre l'hémostase complète avec les pinces hémostatiques ; celles-ci, sortant par l'angle inférieur de la plaie, furent laissées en place au nombre de sept à huit.

Tamponnement avec la gaze iodoformée. Trois points de suture. L'anesthésie mixte, après injection préalable d'un centigramme de morphine et éthérisation, ne présenta, dans le cours de l'opération, aucune particularité ; mais le malade fut très long à se réveiller (deux heures et demie). Il fallut, pendant un certain temps, lui maintenir les mâchoires écartées, la langue tirée au dehors. Les pupilles étaient contractées, le réflexe oculaire avait complètement disparu, et l'on avait la conviction que, si le malade n'eût pas été surveillé de près, la respiration, qui était stertoreuse, se serait arrêtée, et que le malade aurait succombé à l'asphyxie.

La tumeur enlevée, du poids de 120 grammes, avait à peu près, extérieurement, les caractères du tissu thyroïdien normal. A la coupe, on a un tissu homogène, d'apparence plus ou moins réfringente, muqueuse ; il n'y a pas trace de tumeur enkystée, susceptible d'être enlevée par énucléation.

Le jour de l'opération, dans la soirée, le malade a eu une hémorragie qu'on a pu arrêter. Le pansement a été refait.

8 juillet. — Un peu d'agitation pendant la nuit.

Actuellement (20 juillet) le malade a vu disparaître les principaux symptômes nerveux qu'il présentait avant l'opération ; il a cependant encore des troubles oculaires. Il souffre en outre d'une angine assez intense ; mais cette angine ne s'est révélée que depuis trois ou quatre jours.

CHAPITRE V

Résultats immédiats et éloignés

Nous allons essayer maintenant d'envisager les résultats immédiats ou éloignés que le chirurgien est en droit
d'espérer à la suite de la thyroïdectomie.

Les résultats immédiats sont des plus encourageants.
Lorsque toutes les précautions antiseptiques ou plutôt
aseptiques, ont été prises, les suites opératoires sont
exemptes de toute complication. Aussitôt que l'obnubi-
lation due à l'anesthésie s'est dissipée, le malade accuse
un soulagement notable : sa respiration est plus facile,
et c'est là principalement ce qui le frappe, dans les premiers jours qui suivent l'opération. Quant à la gêne de
la déglutition, elle disparaît plus lentement, ce qui est
d'ailleurs facile à comprendre : dans les mouvements de
déglutition, le larynx se trouvant mobilisé, exerce au
niveau de la plaie des tiraillements souvent assez pénibles; à cette cause de douleur viennent s'ajouter les
lésions qui ont pu atteindre les ramifications du plexus
nerveux de la région, la constriction exercée par le pansement, etc. Mais ces symptômes sont passagers, et vers

le cinquième ou sixième jour, d'après ce que nous avons vu chez la plupart des opérés, ceux-ci peuvent commencer à avaler des aliments solides.

La température oscille entre 37°,5 et 38°,5 ; elle atteint rarement 39 degrés, à moins que la plaie ne s'infecte, ce que nous n'avons jamais constaté. Il est d'ailleurs indiqué, comme nous l'avons déjà fait remarquer, de laisser le pansement en place jusqu'à ce que la plaie ne suinte plus ; si, dans les deux premiers jours, le pansement est traversé par les liquides séro-sanguinolents provenant de la plaie, il faut appliquer une nouvelle couche d'ouate hydrophile, tout en surveillant exactement la température, de façon à prévenir l'infection, si l'on avait quelque raison de la prévoir. Bien entendu, nous faisons nos réserves pour les cas où une hémorragie assez abondante viendrait à se produire; il faudrait alors aller directement pratiquer l'hémostase sur le vaisseau qui donne. Cette hémorragie se produit quelquefois, surtout lorsque l'opération a été laborieuse, et qu'il a fallu isoler le lobe à enlever des couches conjonctives avoisinantes, plus ou moins épaissies, et dans lesquelles les veines pour ainsi dire sculptées, sont souvent difficiles à saisir sur une assez grande longueur pour être liées efficacement.

En dehors de ces incidents, auxquels il est facile de remédier, tout se passe habituellement avec une grande simplicité. Deux pansements suffisent en général et l'opéré peut quitter l'hôpital au bout d'une douzaine de jours. A ce moment-là la plaie est fermée; la cicatrice demande encore quelques ménagements, mais les malades dûment avertis, savent bien la protéger.

La guérison est loin d'être aussi rapide lorsqu'on a été

dans la nécessité de pratiquer la trachéotomie, et il faut souvent plusieurs semaines avant que la trachée ait repris suffisamment de résistance, pour qu'on puisse enlever la canule, sans voir réapparaître la dyspnée. (Voir observation IX.) Nous avons déjà d'ailleurs insisté sur ce fait, que la trachéotomie constitue une complication assez grave.

Quelquefois, après l'opération, on voit survenir de la bronchite (observ. XIV), mais nous n'avons pas d'exemple, dans nos observations, d'accidents dus à cette complication. Nous ne croyons pas, d'ailleurs qu'elle se rattache bien étroitement à l'opération elle-même, surtout lorsqu'on n'a pas pratiqué la trachéotomie.

Un fait digne de remarque, c'est la diminution rapide qui se produit souvent, après la thyroïdectomie, de la partie hypertrophiée de la glande qu'on a laissée en place. (Obs. XIV.)

Nous faisons là une simple constatation que d'autres auteurs ont d'ailleurs faite également, entre autres, Julius Wolff et Köhler [1], qui rapporte une observation très concluante à ce point de vue : il s'agissait d'une jeune fille de quinze ans, porteur d'un énorme goitre parenchymateux occupant toute la glande et à laquelle Kœhler enleva le lobe droit et l'isthme ; le lobe gauche diminua rapidement de volume, et au bout d'un an, la circonférence du cou avait diminué de 6 centimètres (40 centimètres, 34 centimètres).

Cette diminution s'accentue de plus en plus et nous

---

[1] *Berl. klin. Woch.*, nᵒ 24, p. 583, 1892.

avons vu notamment deux malades où le fait était des plus nets. (Obs. IX et XIV).

Après la cicatrisation complète, les malades n'éprouvent plus les symptômes pénibles qu'ils présentaient avant l'opération. La dyspnée, la dysphagie, les troubles nerveux disparaissent, comme en témoignent nos observations. Nous avons déjà dit que les symptômes de la maladie de Basedow pouvaient rétrocéder après une thyroïdectomie. (Obs. XV).

La cicatrice, comme nous avons pu en juger par les malades que nous avons revus n'est pas exubérante ; elle est, le plus souvent linéaire, non adhérente aux parties profondes, non douloureuse, elle n'occasionne point d'attitudes vicieuses de la tête, et somme toute, est loin d'être aussi disgracieuse que le goitre auquel elle a succédé.

Que dire maintenant de la paralysie du récurrent, de la tétanie, du myxœdème que plusieurs auteurs ont signalés ? Nous manquons absolument d'expérience sur ces points, n'ayant pas vu de malades qui aient présenté de tels accidents.

Nous ne terminerons pas cependant, sans dire quelques mots des recherches auxquelles plusieurs expérimentateurs se livrent actuellement, et qui toutes ont pour but de bien mettre en évidence le rôle important que joue la glande thyroïde. Kœhler *(loco citato)* fait remarquer que les herbivores supportent bien plus facilement que les carnivores l'ablation de la glande thyroïde : pour lui, il faudrait voir là, un acte de suppléance de la part de la glande pituitaire, bien plus développée chez les premiers que chez les seconds. (Chez le lapin la glande pituitaire représente 1/3 du poids de la glande thyroïde ; chez le chien, 1/20 seulement). La glande pituitaire offre, en effet, la même constitution histologique que le corps thyroïde, et il pourrait se faire qu'elle eût pour fonction de venir en aide à cet organe devenu insuffisant : on comprendrait de la sorte l'absence de cachexie, chez des individus atteints d'une dégénérescence complète de la glande thyroïde.

M. Marinescu a fait récemment des expériences pour découvrir le rôle de la glande pituitaire [1]; elles ne sont pas très concluantes, mais il est vrai de dire que cet expérimentateur a opéré sur des animaux dont le corps thyroïde était parfaitement normal.

D'autres auteurs, entre autres M. Chopinet, médecin militaire [2], M. Robin, à Lyon, MM. Gley, Murray, Beatty, Charrin [3], en Angleterrre et à Paris, ont fait, contre le myxœdème des injections de suc dilué de la thyroïde du mouton (ce suc est obtenu par expression), et même M. Robin a fait des greffes de parcelles de tissu thyroïdien dans le péritoine. Il semble que, dans ces cas, où il s'agissait toujours de myxœdème provoqué par une perte des fonctions de la glande ou encore par son ablation (animaux), ont ait obtenu des résultats satisfaisants.

C'est là une découverte qui constitue un argument, en faveur de l'idée que nous soutenons. En effet, en pratiquant l'extirpation partielle, nous laissons à l'organisme lui-même le soin de faire ce que font les expérimentateurs susdits. On pourrait nous objecter que nous laissons en place des parties de tissu malade, en voie de

---

[1] *Bulletin médical*, mercredi 8 juin 1892.
[2] *Bulletin médical*, 6 juillet 1892.
[3] *Bulletin médical*, 19 juin 1892.

dégénérescence, mais nous croyons pouvoir réfuter cette objection en rappelant que les parties non enlevées diminuent de volume et que l'on ne voit point survenir de récidive du goitre, ce qui pour nous est presque une preuve qu'elles reviennent à l'état normal, ou du moins à un état voisin, et qu'elles peuvent, par suite, remplir le rôle dévolu à la glande thyroïde en temps ordinaire [1].

Il est bien entendu que nous n'admettons cette *simili restitutio ad integrum* que pour les goitres parenchymateux, et que nous laissons absolument de côté les goitres cancéreux auxquels on ne saurait toucher avec trop de circonspection.

[1] Cette hypothèse, gratuite, nous l'avouons, est personnelle (c'est peut-être son seul mérite).

CONCLUSIONS

Sous le nom de goitre parenchymateux, nous entendons l'hypertrophie thyroïdienne, caractérisée par l'hyperplasie des éléments normaux de la glande, et donnant naissance à une tuméfaction plus ou moins limitée de cet organe.

Anatomiquement, ce goitre est constitué par un tissu dense, résistant, feutré, qui, à la coupe, présente l'aspect de la glande thyroïde normale, ou encore du parenchyme hépatique. Cette variété de goitre appartient cliniquement et histologiquement à la classe des tumeurs bénignes ; elle est constituée surtout par une néoformation des éléments glandulaires (polyadénômes de Wœlfler). Il faut nettement la séparer, au point de vue opératoire, d'autres goitres charnus ou liquides, dans lesquels, les tumeurs étant encapsulées, l'opération de choix, la seule acceptable, est, soit l'énucléation intracapsulaire, soit, plus souvent encore, dans les formes jeunes, l'énucléation intraglandulaire ou strumectomie.

D'après les observations de M. Poncet, le goitre parenchymateux serait, dans la région lyonnaise, au goitre encapsulé, dans la proportion de 1 sur 4 environ.

Lorsque le goitre parenchymateux est compliqué, c'est-à-dire lorsqu'il provoque des troubles fonctionnels : gêne de la respiration, dysphagie, etc. ; lorsqu'il paraît provoquer les syndromes de la maladie de Basedow, il n'est justiciable que d'une seule intervention chirurgicale, qui est la thyroïdectomie.

Cette opération, qui, en dehors de l'ablation du lobe médian seule, comporte la ligature des artères thyroïdiennes correspondant au lobe latéral à enlever, est d'une exécution plus laborieuse que la strumectomie. Grâce à l'antisepsie et à une technique opératoire parfaitement réglée, elle peut être considérée comme innocente. Sur les quinze observations inédites que nous publions, nous n'enregistrons qu'un cas de mort ; et encore la mort est-elle survenue par asphyxie due à ce qu'on avait enlevé trop tôt la canule destinée à calibrer la trachée.

La thyroïdectomie exige un jour considérable : aussi doit-on pratiquer de larges incisions, et, d'emblée, dans l'ablation de l'un des lobes, inciser jusqu'au bord interne du sterno-cléido-mastoïdien correspondant, comme le veut M. Poncet, le plan musculaire qui recouvre ce lobe. Longues incisions cutanées, section complète des muscles antérieurs, tels sont les deux temps principaux d'un acte opératoire, qui s'accomplit alors en surface, et non plus dans la profondeur, et qui peut, dans ces conditions, être exécuté avec toute la rapidité et la sécurité voulues.

S'il existe une déformation prononcée de la trachée, si cet organe est ramolli, il ne faut pas hésiter à pratiquer, comme complément de la thyroïdectomie, la trachéotomie.

On doit alors utiliser de longues canules proposées par M. Poncet, qui ont le double avantage de dépasser le rétrécissement et de calibrer la trachée déformée.

Sur nos quinze observations inédites, nous comptons quatorze guérisons et un mort. Les suites immédiates ont été simples, ce que sont aujourd'hui les suites des opérations aseptiques. Quant aux résultats définitifs, remontant à plusieurs mois ou à plusieurs années, et que nous avons pu contrôler chez sept des opérés, ils ont été des plus satisfaisants : la guérison peut être considérée comme complète et durable.

Fait fort intéressant, observé par Julius Wolff, par M. Poncet, dès les premiers jours qui suivent l'opération, la tumeur thyroïdienne du côté opposé, qui a été laissée en place, diminue de volume et tend à s'atrophier. Cette atrophie augmente avec le temps, et nous avons vu des malades chez lesquels le cou avait sensiblement repris son volume normal, un certain temps après l'opération (voir planche II, page 55).

BIBLIOGRAPHIE

Wœlfler. — *Die chir. Behandl. des Kropfes*, 1891.

Roux. — Remarq. sur cent quinze opérat. de goitre, Wiesbaden, 1891.

Chrétien. — *De la Thyroïdectomie.* Thèse de Paris, 1888.

A. Reverdin. — *De l'Enucléat. dans le traitem. du goitre*, 1892.

Louis de Prelle. — *De l'Enucléat. intragland. des goitres.* Thèse de Lyon, 1892.

Kœhler. — *Berl. klin. Woch.*, n° 24, 1892.

Duplay et Reclus. — *Traité de chirurgie*, 1891.

Leflaive. — *Bulletin médical*, 1er juin 1892.

Gley, Murray, etc. — *Bulletin médical*, 19 juin 1892.

Chopinet. — *Bulletin médical*, 6 juillet 1892.

Marinescu. — *Bulletin médical*, 8 juin 1892.

Lyon. — Imp. Pitrat Aîné, A. Rey Successeur, 4, rue Gentil. — 1904